AQ

Adversity Quotient

渋谷昌三（心理学者）

人生を操る逆境指数

かもめの本棚

目次
contents

Chapter 3 AQが高い人はピンチからこうして脱出している 077

Chapter 1

人生の幸福度は「AQ」で決まる

ささいな困りごとを見過ごすと後ろに大きな困難が

私たちは日々、小さなつまずきを経験しながら生活しています。

職場でうっかりミスが続き、上司に叱責された。
家族とケンカして、昨日から会話がない。
近所の人とゴミ出しのことで、ちょっとした行き違いがあった。
先週から体調が悪くてどうしてもやる気が出ない。

そんなささいな「困ったできごと」は、しばしば私たちの日常に表れて、小さな引っ掻き傷のようにチクっとした違和感をもたらします。
そういうとき、あなたはどうしているでしょうか。

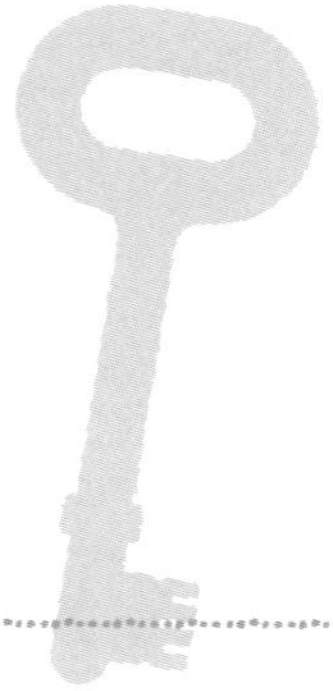

「いちいち気にしないようにする」

「あまり深く考えないでスルー」

日常の中の小さな不安に接したとき、そんなふうにやり過ごそうとする人は多いでしょう。また社会全体も、

「小さなことでクヨクヨするな」

「すぐに落ち込むのは心が弱いせい」

など、ささいなことを気に病むのは「褒められないこと」という風潮が主流ですね。


でも、こうしたささいな違和感は、むしろ深刻にとらえた方がいい結果につながると私は考えています。なぜなら小さな不安はその背景に、さらに大きな問題や困難の種を抱えていることが少なくないからです。ですから、小さい不安のうちに解決しておくと、のちのち大きなダメージを防止することにつながるのです。

心の不安から目をそむけていると「逆境」に

「このところちょっと咳が続いてる」という人が、「風邪が長引いているんだろう」「季節の変わり目で体調を崩したんだろう」と放置していたら、じつは大変な病気だった、などということがあります。体の不調は「早期発見、早期治療」がよいとされ、健康診断や人間ドックも推奨されています。

心の健康も体のそれと同じなのです。早期に解決しておけば快適な状態が維持できますが、放置しておくと解決するのに労力のかかる大きな問題となってしまいます。

それなのに私たちはトラブルの兆候に気づきかけても、「これくらいで考え過ぎ」「クヨクヨするのはよくない」などと目を背けやり過ごそうとします。

まるでその方が人間的に度量があって賢明な態度でさえあるような気がしてしまうのです。けれど、

「これくらい、ケンカともいえないだろう」

「こんなミス、気にしない気にしない」

などと不安を軽くやり過ごしていると、やがてそれは何倍もの大きなピンチとなって、目の前に立ちふさがることがしばしばあります。

すぐに解決できるはずだった困りごとが、大きな「逆境」に姿を変えてしまうのです。


上司に叱られるほどミスが続くのは、仕事の手順に重大な誤りがあるのかもしれません。それなら初期のうちに対応しなければ、大きな損失につながることもあります。

近所とのゴミ出しトラブルを軽く受け流していたら、「あのウチはとんでもない非常識家族だ」と噂を立てられ、地域から孤立してしまった、などとい

うこともあります。

離婚話の元をたどればささいな口論だった。意地を張り合ううちに、取り返しがつかないほど心の距離が開いていた……というのもよくある話です。

小さなつまずきが、人生に立ちふさがる壁のような逆境にまで膨らんでしまうと、解決に大変な気力が必要となってしまいます。なかなか決着できないことや、解決策が見つかりにくいほどこじれていることもあります。

ですから、少しでも気になることがあったなら、それを見過ごさない、見逃さないことが、最終的には幸福な人生の獲得につながるのです。

とはいえ、慌ただしい毎日の中で小さな問題を見過ごすことも多くあります。ささいな違和感を看過しないためには、どうすればいいのでしょうか。

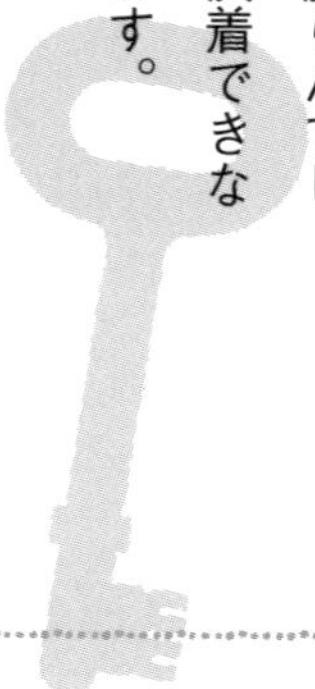

不安を「なかったこと」にしてしまう自己防衛本能

問題を小さな「きざし」のうちにとらえられるかどうか、ささいな違和感の段階できちんとキャッチできるかどうかは、その人の感性や心の状態によって変わります。

体調が悪くてさまざまなシグナルが出ているのに気づかず症状を悪化させてしまう人がいるように、不安やピンチの初期段階に対して鈍感な人は、なかなかそれに気づくことができません。

ですからまずは、自分の心の声に用心深く耳を傾けることが大切です。

本当は不安や心配が心の隅に巣食い始めているのに、「こんなことで気に病むのは人として小さい」などと、それに封印してやせ我慢をするのは、とても危険なことなのです。

さらに気をつけたいのは、こういう人は往々にして、それに気づいても「気づかなかったことにする」場合があるということです。「この不安の背後には、何かよくないこと、面倒な状況が控えているんじゃないか」とうすうす気づいていながらそれに向き合う勇気がなく、気づかないふりをしようとするのです。

これは、心理学でいう「防衛機制」のなかの「抑圧」という心の働きです。気づいてしまうとその背後に控える大きな問題とも対峙しなければならなくなるため、無意識にそれを矮小化してしまいます。

たとえば体の調子でも、こんなに長い間咳が長引いているのは何だかおかしいな、などと感じながらも、それをはっきり「おかしい」ととらえてしまうと、病院で検査しなければならない。そこで大変な病気が発見されるのが怖い。だから気づかなかったことにしてしまおう――。そんなふうに、自己防衛的に「気づかない」ことがあります。これは体の不調に限ったことではなく、日常行動の中でも起こりうるもので、とても危険なのです。

たとえば同僚と朝すれちがったとき、挨拶の調子がいつもとちょっと違う感じがした。でも大げさに考えると不安が募りそうな気がして、「気にしないでいいや」とあっけらかんとふるまってしまう、というようなことがありませんか？　でも人間関係の行き違いは、多くの場合がこうした、小さなひずみをそのままにしたことから端を発しています。そこから大きな亀裂が生じ、なかなか修復できなくなっていくのです。

人間関係の危機は芽のうちに摘み取る

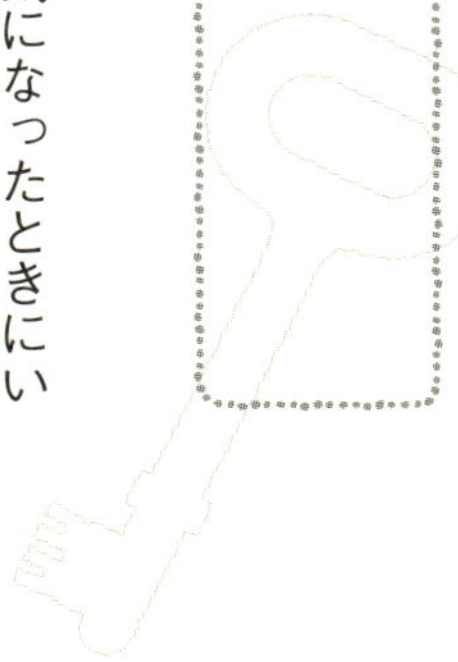

そこで大切なのが大きな問題となる前の、「あれ？」と気になったときにいち早いケアを心がけることです。つまり危機が芽のうちに摘み取ってしまう

のです。軽く乗り越えられるうちに解決することができれば、深刻な事態になるのを防げます。

同僚の態度が何となくヘンだったら、自分から声をかけてみる。

「最近どう？　忙しい？」

「この間の会議は大変だったね」

「ここのところなかなか話もできないね」

そんなふうに一声かけてみると、じつは会議の席の何気ない一言が誤解を受けていたことがわかったり、こちらの態度に少し不満を感じていたりなどの「すれ違い」の存在がわかったりします。

この段階なら、

「ああ、あれはそういう意味で言ったんじゃないよ」

「そんなに忙しいのに気づかなくて悪かったね。何か手伝えることはあるかな？」

などと一言言葉をかければ、ひずみはすぐに解消することができます。

けれどこの段階を見過ごしてしまうと、その先は誤解が誤解を生んで心の距離が大きく開いてしまったり、怒りや憎しみの感情が増幅される事態となったりします。

小さなストレスの「乗り越え」が耐性をつくる

精神的ストレスもこれと同様に、小さいうちに気づくことが重要です。

ストレスにどれだけ耐えられるか、という性質を「ストレス・トレランス」といいますが、これを高めるのに最も有効なのは、小さなストレス、つまり日常のささいな違和感や不安を乗り越える経験をたくさんすることです。

たとえば子どもは、小さなピンチをいくつも乗り越えて成長していくものですね。シャツのボタンを留める、靴を履くなどの生活行動学習、親から与えられる禁止や課題、拒否なども子どもにとっては乗り越える必要のあるストレスです。こうした小さなストレスの乗り越え経験を重ねていくと、成長後、大きなストレスにぶつかってもクリアできる耐性、ストレス・トレランスが養われます。

これは言い換えると、目の前にあることから逃避せずに向き合おうとするクセとスキルが身についているということでもあります。この能力が身についていると、気になるささいなことを見逃さず、放置しなくなります。つまり、ピンチのもととなる出来事をキャッチする感性が高まるというわけです。

最近よく問題となる「うつ」も、ストレスがおもな原因とされています。うつは心の風邪のようなものだといいますが、風邪は「ちょっと肌寒いな」と感じたときに対処できれば、ひかなくて済みます。

よく小さな子どもが寒風の中、鼻水をたらして遊んでいることがありますが、そういうときは遊びに夢中で「寒さに気づいていない」状態です。そのままやり過ごしていると風邪をひいて大騒ぎすることになります。

けれど大人は寒いと感じたら、すぐに防寒をします。だから風邪をひかずに済むわけです。これは、「風邪をひいたら大変だ」と思うから対処しているので、ストレスも同様に、「ちょっと疲れたな」「この状態は精神的にしんどいな」と初期の段階でキャッチして、解消することが大切なのです。

「あの人に不満があるけど、言う勇気がない」

「仕事が辛いけど、やり方を変えるのも面倒」

そんな気持ちで重たい腰が上がらずにいるうち、ますます負荷が高まり、ついには身動きがとれないほどしんどい状態になってしまいます。

人生のピンチになるほどの大ストレスになる前、初期の段階で嗅ぎ分けられるかどうかが、人生をハッピーに過ごせるかどうかの分かれ目となってくるのです。

ピンチをキャッチできる強さは「ＡＱ」で決まる

問題を小さなうちに嗅ぎ分けキャッチできるかどうかは、その人の感性によると言いましたが、では、キャッチできない人はもうどうにもならないのでしょうか。

いいえ、そんなことはありません。

ピンチをキャッチするセンサーは、訓練によってどんどん磨くことができるスキルです。そして、それにはいくつかのノウハウがあります。

そのノウハウを説明するキーワードとして、

〈逆境指数（Adversity Quotient）＝ＡＱ〉

というものがあります。ＡＱは、逆境やピンチを前にした人が、それにどう対応するかを表した尺度です。「逆境を乗り越えていける力の尺度」と表現することもでき、高ければ高いほど逆境に立ち向かっていける強さを持っていることになります。

よく、「メンタルが強い」「精神的にタフ」「粘り強い」などといわれる人がいますが、ＡＱが高いというのは、まさにそういうタイプのことを指します。つまり、困難を乗り越える心のエネルギーにあたるのです。

ＡＱは、アメリカの組織コミュニケーションの研究者として著名なポール・Ｇ・ストルツ博士によって提唱されました。ビジネスの現場をタフに乗り越えるためのメソッドとしてしばしば活用されています。

私はＡＱを高めるためのノウハウは、ビジネスに限らずどんな場面でも「ささいなピンチとしっかり向き合うための手段」として活用できると考えています。そして、それを身につけることが「幸せを自らの手で掴む」ためにもっとも必要なツールの獲得だと思うのです。

エベレスト遭難で生き残った人と命を落とした人の差は?

ストルツ博士は著書(『すべてが最悪の状況に思えるときの心理学』渋谷昌三監訳、きこ書房刊)の中で、次のような実例をもとにAQの考え方をわかりやすく説明しています。

1996年に起きたエベレスト大量遭難事故の話です。複数の登山パーティーが標高8800メートルの頂上付近で猛吹雪に襲われ、8人の死者を出す惨事となりました。その中で、奇跡的に生還した人物がいました。アメリカ人のアマチュア登山家、ベック・ウェザーズです。

彼は一度救援隊に発見されたものの、すでに意識がなく手遅れだと見放されました。けれどその後蘇生し、猛吹雪の中、自力で下山を果たしたことで一躍有名になりました。ひどい凍傷を負い、必要な装備もリーダーや仲間もいないという、生存の可能性は限りなくゼロに等しい最悪な状況の中で彼は蘇ったのです。

同じ状況下、ウェザーズと同程度の登山経験者で命を落とす者は数多くいました。なぜウェザーズは生き延びることができたのでしょう。両者の間には、どんな違いがあったのでしょうか。

そこには、彼が生来持ち合わせているAQの高さが関係しているとストルツ博士は考えました。

ウェザーズは後のインタビューで、想像を絶する極寒の氷上で意識を取り戻した当時のことを語っています。死に直面したそのとき、彼の脳裏にははっきりと妻子の顔が浮かび、「生きて帰ってもう一度家族に会いたい」と、瞬時に強い願望が起こったといいます。そして「どうすればこのピンチから脱出し、生きて下山できるだろうか」と考えを巡らせたウェザーズは、自分に残された時間はさほど多くないと判断し、驚異的なエネルギーで一歩を踏み出します。この、極限状態で立ち上がることができた思考力、行動力こそが高いＡＱによるものだと、ストルツ博士は分析しています。

彼は亡くなった人々より並外れてＡＱが高かったため、「生還して家族の顔を見たい」という具体的な目的を瞬時に設定し、少しも諦めずに粘り強く突き進むことができたのです。

「できなかったらどうしよう」より「どうしたらできるか」

ウェザーズのように、そのときの自分にとってもっともふさわしい目標を持ち、それを成就できる人と、目標の前に立ちすくんだり、後ずさってしまう人では、人生のクオリティに大きな差が出ます。

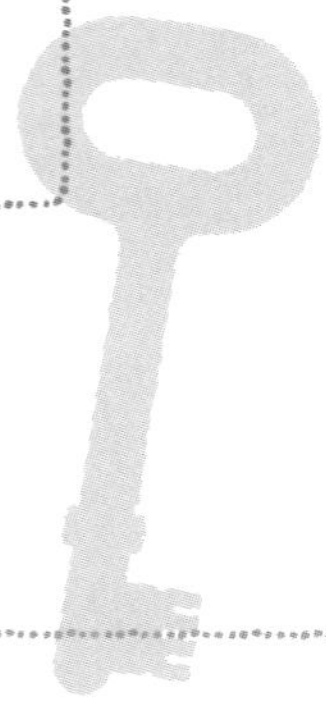

たとえば資格取得にチャレンジし、やりたい仕事で思い通りのキャリアを歩む人生と、資格試験を受ける前に諦めてしまう人生。

失恋や別離を経験しても、傷心から立ち直って次の恋をまた始められる人生と、恋愛に臆病になり遠ざかってしまう人生。

トラウマになるような辛い体験をしているのに、それを乗り越えていける人生と、生涯挫折をひきずってしまう人生。

同じことを体験しても、両者の歩んで行く道はまったく違う結果にたどりつくでしょう。この違いはＡＱの高さの違いから生じます。

ＡＱの高い人は、逆境や立ちはだかる壁を前にして、「できなかったらどうしよう」とは考えません。「どうしたら私にできるだろう」と、自然に考えています。「どうすればできるだろう」と考えることができれば、どんなことにも立ち向かって行けるし、向かって行ける気持ちさえあれば、たいていのことは乗り越えられるのです。

けれど、大きく見えるこうした差も、もとはほんの小さな分岐点から始まっています。そこで向き合うことを不安がったり面倒がったりせずに解決する経験を積んだかどうかが、その後の生き方に大きな差をもたらすのです。

人生は「自分でコントロールできる」と考える人

AQが高い人の「どうすればできるだろう」という思考パターンには、「自己効力感」という心理背景が大きく関係しています。

自己効力感とは、自分が行動の中心にあり、自分の行動をコントロールして、周囲からの要請や期待に対応できているという確信を持つことです。これが高い人は、自分の人生は自分でコントロールできる、という気持ちを持っています。そして困難やピンチにぶつかったときでも、それをクリアできるかどうかは自分次第だ、と考えます。

この考え方が「ピンチを乗り越えられるかどうか」のカギを握っています。困難やピンチを乗り越えられる人は、必ずこの思考回路がしっかり根付いています。だからどんなときでも、自分が求める結果を得るための方法があるはずだ、それにたどりつければ目標をクリアできる、と当たり前のように感じているのです。だから「今、どうすればいいんだろう」「どんなやり方をすれば、その結果に結びつくんだろう」と自然に考えることができます。これが困難に向かっていける力、ＡＱが高いということです。


この自己効力感は、小さな困難を乗り越える経験を重ねていくことで身についていきます。17ページで説明したストレス・トレランスと同様、過去のストレス体験への対応から培われる能力なのです。

でも、ささいなことを表面的にやり過ごしていると、その力を身につけることができません。楽をしようと放置すると、きちんと解決したことにならず、たとえその場は何とかなったとしても、何も乗り越えていないのと同じだからです。

子どものころから勉強嫌いだった生徒が、受験の時期を迎えていきなり難しい問題を解こうとしても、当然ながらうまくいきません。小さいハードルをいくつも飛び越えて、だんだんと学力はついていくものです。そのハードルをコツコツ飛び越える体験をしてこないと、いきなり受験という大きな逆境にぶち当たり「失敗した」という挫折を味わうことになります。

一度のつまずきですべてを諦めてしまう人

もちろん挫折体験も、自己効力感の高い、つまりＡＱの高い人には人生の糧となります。「受験に一度失敗した。ではどうすれば次は成功するだろう」と思考を深めながら、乗り越えるまでトライし続けるので、やがて成功を手に入れることができます。それがさらに自己効力感を強化し、自尊心を高め、ますます物事に積極的になれるようになるのです。

一方、そこで乗り越える体験をしてこなかった人は、一度の失敗で「もうダメだ」「自分にはそんな能力はないんだ」という気持ちになり、やる気を起こせなくなってしまいます。「どうすれば成功するだろう」と再び立ち上がることができません。

これは、小さな成功を重ねる体験をして強さを身につけていないうちに挫折を味わったために「学習性無力感」に陥ってしまったパターンです。

学習性無力感とは、アメリカの心理学者マーティン・セリグマンによって発見されたもので、挫折を体験した人が、「自分では今の状況を変えることができない」という思考パターンを学習してしまい、結果的に前向きに行動できなくなることを指します。

「乗り越えた」という実感が無力感を払拭できる

学習性無力感はAQを分析する上で、重要な心理学理論です。その理由を、わかりやすい「カマスのたとえ話」で説明しましょう。

中央を透明な板で仕切った水槽の片側にカマスを一匹入れます。そして、両方のエリアにエサである小魚を放します。カマスは自分のエリアの小魚を食べた後、もう片側のエリアの小魚を捕えようと突進します。けれど板で遮られているため、当然ながら捕えることはできません。

するとカマスは反対エリアにエサが見えても、もう二度と向かっていかなくなります。そして板がはずされて仕切りがなくなった後でもその行動に変化は起こらなくなります。

カマスは「あちら側にあるエサは捕まえようとしても無駄だ」と学習してしまったのです。これが学習性無力感です。

私たちは人生のさまざまな場面で、「うまくいかなかった」と感じる経験をします。受験や就職活動での失敗、仕事のミスや挫折、親しい人との別離など、生きているとさまざまな困難が私たちを待ち受けています。

こうした困難に直面したとき、これまで小さな困難を乗り越える経験をしてきた人は、「今回も乗り越えられるだろう」と自分を信じることができます。けれどそうでないとその苦痛ばかりを記憶し、次の困難に際しても「どうせまたダメだろう」と、乗り越えようとする前に諦めてしまうことが少なくありません。

たとえば一度の別離の経験で「私は恋愛に向いてない」「もう結婚はこりごり」などと言う人がいますが、こうした気持ちは学習性無力感からきていることも多いものです。それによって目の前にある新しい恋のチャンスや出会いの可能性を見逃してしまうのです。

ミスをするたび「自分にはできない」と、先に進むことをやめてしまったら、もう何かを手にするチャンスは失われてしまいます。

どのようなことでもやり続けているからこそ、結果や成果をつかむことができるからです。

ですから、どんな場面でも強さを発揮できるようになるためには、「やり遂げた」「乗り越えた」という実感、達成感をしっかり味わいながら生きていくことが欠かせないのです。

AQが高いと自分で自分を教育することができる

挫折や失敗を経験しながら、少しずつやり方に改良を加え、最後には成功体験を得る。これは、自分自身が自分を教育する「自己教育力」という能力で、教育の原点ともいえるものです。

私たちは子どものころ、親や学校などから受ける教育によってさまざまな能力を身につけます。読み書きや計算、論理的思考、運動能力、みな誰かに教えてもらい自分の能力としていきます。

成人し社会に出てからは、能力を伸ばす方法としてこの自己教育力が重要となります。

自分に不足しているもの、もっと工夫を重ねるべき課題を見つけ、どうすればそれを解決できるのか方法を考え、それを試し、成果を省みる。そしてより改良を重ねるために新たな自己教育の方法を見つけていく。こうして自己教育力はつねに循環しながら高みを目指していきます。

たとえば仕事や家事でも、「うまくいかないな」という課題が見つかると、それを克服するために「ああしようか、こうしようか」と試行錯誤をくり返します。やり方を工夫したり、別の方法を調べたり、必要なら資格を取得するために勉強する場合もあるでしょう。

このように人は自分で自分を教育しながら能力を伸ばし、磨き、「うまくできた」「乗り越えた」という達成感を味わいます。この実感を味わうと、「内発的動機づけ」が強化されるため、さらにやる気になり、能力を伸ばそうとするのです。

内発的動機づけとは、「やる気の素」が自分の内側にある状態のことです。達成感やその行為そのものの楽しみを味わうと、さらにそれを上手になりたいという気持ちが湧いてきます。すると、それをやりたくて、自ら進んでやるようになります。

これに対し、「外発的動機づけ」で行為を促されることもあります。仕事の報酬や成績アップのご褒美などがこれにあたり、「何かいいことがあるから、その行為をする」という状態です。あるいは「やらないと罰を下される」というのも、外発的動機づけです。

どちらがより教育的効果が高いかといえば、前者の内発的動機づけです。人から「やらされる」ことは、ある程度の継続効果はありますが、やがてやる気が失速していきます。

たとえば子どもの勉強も「これをしないとおやつ抜きだよ」「ちゃんとやればお小遣いをあげるよ」と言って動かすよりも、子ども自身が「これをやるのは面白い」「もっとできるようになりたい」と感じる方が、より学習への意欲が高まります。大人でもその道理は同じなのです。

ＩＱが高いだけでは能力は発揮できない

自己教育力は、この内発的動機づけによって、動かされているものです。

「乗り越えたい」「もっとうまくなりたい」

⬅

「もっと工夫しよう」「もっとやり続けてみよう」

この気持ちが自分の内側から湧き出てくるというのは、何にも代え難いパワーなのです。このパワーがこんこんと湧き出てくる人は、小さなハードルを見過ごすことなく、しっかりとクリアしていきます。それはやがて、大きな幸せや充実感となって豊かに実ります。

ＡＱが高い人は、このような自己教育力が高いため、つねに主体的に行動することができます。

ＡＱに恵まれ、自己教育力が高いことは、もともと持っている能力の高さよりも重要だといっても過言ではありません。

能力を示す指標の一つに、「知能指数＝ＩＱ」というものがあります。一般に高いＩＱを持つ人は、成功を収めたり、人生の勝利者になるというイメージがあります。難関大学に入学した一握りの人々や、社会的地位を得た人のことを一般に「頭の出来がいいから」ととらえたりします。

でも、それは正しい判断とはいえません。なぜならＩＱが高いだけでは、その人の才能や能力を生かすことはできないからです。それらをフルに発揮して結果に結びつけていくには、精神力が必要なのです。

よく「勉強はできるのにテスト本番になると実力が発揮できない」とか、「高い能力を持っているのに目立った業績を上げられない」という人の話を聞きます。こうした人は、能力に恵まれていながらそれを生かし切るエネルギーがない、つまりＡＱが低いために結果を出すことができません。せっかくの力が宝の持ち腐れになっているのです。

けれど反対に、「本番に強い」「いざとなると予想以上の力を発揮する」という人もいます。こういう人は高いＡＱを備えているタイプです。タフさと、自分を裏切らない自己教育力という、生まれつきの能力以上の高い成果や幸運を手にする資質を持ち合わせているのです。

ＡＱは人生のあらゆる場面で必要な力

これまで挙げた失敗や人間関係の軋轢といった、限られた範囲のトラブルなど身の回りのピンチを、ストルツ博士は「個人的逆境」と呼んでいます。

ＡＱが必要となるのは、それらに接したときだけではありません。私たちの人生は、それ以外にもあらゆる場面で数多くの逆境に満ちています。

たとえば職場には「職場の逆境」があります。

業務再編のためのリストラや突然の部署移動、業績低迷からの賃金カットなど、終身雇用制が崩壊しつつある日本企業には、働く人々に多くの困難が待ち受けています。

さらに職場うつや育児・介護と仕事の両立など、近年の労働環境はさまざまな問題にさらされています。仕事を持つ人のほとんどは、つねにこうしたピンチの場面に遭遇する危険を抱えているといっても過言ではありません。

もっと広い意味で、社会全体を覆っている「社会的逆境」もあります。

一昔前に比べて目立つようになった凶悪犯罪や少年犯罪、頻発するネット犯罪やドラッグなどの社会問題に「自分もいつ事件に巻き込まれてもおかしくない」と感じる人は多いでしょう。さらに地震や火山噴火、台風など、大きな自然災害への恐怖もつねに抱えています。

こんなふうに、私たちはさまざまな側面で多くの逆境にさらされ続け、疲弊することもしばしばあります。

けれど、同じような環境にいながら、少しもへこたれず毎日笑って過ごしている人もいます。

問題が小さなうちから見過ごさないこと、そして小さなピンチのうちに乗り越える体験をたくさん重ねておくこと。何度もくり返しますが、それを行っている人は、自分を信じられる安定した精神力を持っているから、どんな環境の中でも強くたくましいのです。

この差がＡＱの高さの違いであり、幸福な人生を送れるかどうかの決め手でもあります。

自分なりの「ＡＱの高さ」を見つければいい

ところで逆境に強い人というと、あなたはどんなタイプを想像するでしょうか。

失敗してもこだわらない明るい人？　パワフルに前に進む行動的な人？　それとも、説得力があって人をリードしていくような人？

たしかに、そういう人は多いかもしれません。けれど、強さにはもっといろいろなタイプがあります。

何度も失敗して、そのつど泣きながらも立ち上がることのできる強さを持っている人もいますし、コツコツと粘り強く時間をかけて山道を登るようなやり方をする人もいます。

中には、「ピンチのない人生なんて、スリルがなくてつまらない」というように、困難や逆境をスリリングな出来事として楽しんでいる人もいます。

一言で「ＡＱが高い」といっても、その表れ方は人それぞれ。だから、一定の形にとらわれることなく、あなたはあなたらしいＡＱの高さを身につけていけばいいと思います。

私は、一人ひとりが自分に合った強さを持っていることが、その人が幸福になる秘訣だと考えています。

誰でも、いつからでもＡＱは高められる

いきなりＡＱを高くするのは難しいと感じる人もいるかもしれません。

「トラブルが起きたらどうしても不安になる」

「レベルの高い壁を前にしたら、やっぱり逃げ出したくなる」

そんなふうに思う人も少なくないかもしれません。「私はＡＱが低いんだ」と諦めたくなる人もいるでしょう。

でも、決してそんなことはありません。なぜならＡＱはどんな人でも必ず高めることができる能力だからです。

さらにＡＱは学習能力や運動能力のように、年齢によるピークもありません。生涯を通して、ずっと高めていくことができる、大きな可能性を秘めた力でもあります。

どんな人でも必ず、この「幸福になる思考パターン」を獲得することはできます。ちょっとした見方の変化や考え方のコツ、トレーニング方法を知れば自己効力感や自己教育力を高め、ＡＱをアップさせることができるのです。

ちなみに30ページで紹介したカマスは、ある方法によってまたすぐに反対エリアのエサを食べられるようになりました。その方法とは、違うカマスをもう1匹水槽に入れるという、単純なもの。仲間が反対エリアに泳いでいくのを見たカマスは、自分もすぐにエサを捕まえる行動を再開できたのです。

こんなふうに、ちょっとしたきっかけや方法で、あなたの心の中もガラリと変化が起こります。

次章から、それをわかりやすく説明していきましょう。

Chapter 2

AQの高い人が使っている「3つの思考」

誰でも「運がいい人」「運を持っている人」になれる

ピンチや困難をすぐに嗅ぎ分け対処できるＡＱの高い人になるには、どうすればいいのでしょうか。
それを理解するために、この章ではＡＱの高い人（高ＡＱの人）の考え方を具体的に説明していきましょう。

世の中にはよく、「運が強い」といわれる人がいます。ピンチを前にして、幸運が味方したようにうまくそれをかわしたり、跳ね返して幸せをつかめるような人。「ラッキーな人」とか「天が味方している」あるいは「運を持っている人」などと表現することもありますね。

こういう人たちは、本当に運命が味方してくれるような〝特別な何か〟を持っているのでしょうか。

いいえ、決してそういうわけではありません。ただ、ＡＱが高い場合がとても多いのです。

もちろん「運がいい」「運が強い」といわれる人にも、ピンチや困った場面は数知れず起こっています。でも、そういう人は困難に直面したときのとらえ方や考え方が、そうでない人と違い、「ＡＱの高い思考パターン」でとらえます。

今、自分のことを「ツイてない」「運が悪い」と思っている人も、その思考パターンさえ自分のものにすれば、必ず「強運な人」に変わっていくことができます。

では、その思考パターンとはどんなものなのでしょうか。

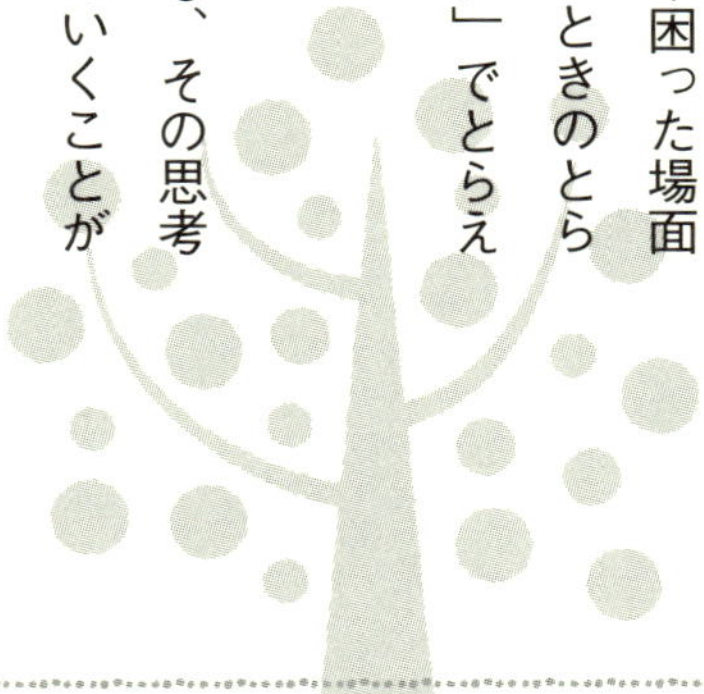

「ポジティブになる」とは具体的にどんなことか

まず知っておきたいのは、ＡＱの高い人がピンチや困難を目の前にしたときの考え方には大きな「３つの柱」がある、ということです。

それは、次のようなものです。

①このピンチの影響は限られた範囲だと考える。
②このピンチの原因は自分だけにあるのではないと考える。
③このピンチは今回限りでくり返さないと考える。

これらはいずれも、「前に進むための行動指針」だと考えるとわかりやすいでしょう。

辛い経験や困難につまずきそうになっている人がいると、周囲の人はよくこんな言葉をかけるものです。

「勇気を出そうよ」

「ポジティブにいこう」

とはいえ、こうした言葉が具体的にはどんな行動を指し示すのか、はっきりと説明できる人は少ないのではないでしょうか。

こういう言葉をかけられた人は、

「じゃあ、具体的にはどうすればいいの?」

とピンと来ないため、今一つ実際の行動に結びつけてアクションを起こす原動力にはならないのです。

あるいは、

「くじけずに困難と向き合おう」

などというアドバイスもよく聞きますが、では困難と「向き合う」とは実際にはどういう行動なのか、いったい何をすればいいのかを明確に答えられる人はなかなかいないでしょう。

ここで紹介する思考の「3つの柱」は、こうした言葉を具体的な行動に落とし込むための前提です。勇気を出してポジティブに困難と向き合っていくには何をすればいいのか、誰でも実行プランを計画できるようになる考え方が、この3つの柱なのです。

では一つずつ説明していきましょう。

一つの失敗で人生すべてがダメになることはない

まずは①「このピンチの影響は限られた範囲だと考える」から解説します。

おそれいりますがお買い上げの書名と書店名をお書き入れください。

書　名　　　　　　　　　　　　　　　　　　**書店名**

ご購読ありがとうございました。本書に関するご感想、今後の刊行物についてのご希望などをお寄せください。当研究所発行・月刊『望星』の「読者の広場」で紹介させていただく場合もあります。なおご記入いただいた個人情報は、書類の発送、ご案内以外には使用いたしません。

住　所　□□□-□□□□　　☎

名　前《フリガナ》　　　　（　　）才　　職　業

Eメールアドレス

月刊「望星」の定期購読（年間 7,200円）を　　　月号から申し込みます。

郵 便 は が き

料金受取人払郵便

新宿局承認

2937

差出有効期間
平成28年10月
31日まで

（上記期日までは
切手を貼らずに
ご投函下さい。）

160-8790

324

東京都新宿区西新宿7-4-3
升本ビル 7階

東海教育研究所
愛読者係行

1 6 0 8 7 9 0 3 2 4 10

アンケート　この本をなにによってお知りになりましたか。

1. 広告をみて（　　　　　　　　　　　　　　　　　　）

2. 書評をみて（　　　　　　　　　　　　　　　　　　）

3. ダイレクトメールで　4. 図書目録をみて　5. ホームページをみて

6. 店頭で　7. 人にすすめられて　8. テキスト　9. その他

(URL) http://www.tokaiedu.co.jp/bosei/
TEL. 03-3227-3700　FAX. 03-3227-3701

望星メールマガジン（無料）配信を　□ 希望する　□ 希望しない
新刊案内等（無料）の送付を　□ 希望する　□ 希望しない

何か一つの失敗をしたとき、人生のすべてが台無しになってしまったような気がすることがありませんか？

たとえば第一志望の学校に入れないと、第二志望の学校に受かっていても学生生活へのやる気が出ない。就職活動で志望企業に入れないと、すでに社会で失敗したような気にさえなってしまう。

一度や二度の失敗が、まるで一生に影響するように感じられ、「人生が終わった」という絶望的な気分になってしまうのです。

でも本当にそうでしょうか。冷静に考えてみれば、一つの失敗が人生すべてに影響する理由など見当たらないと気づきませんか？

ＡＱの高い人は、何か困難に遭遇しても「まあ、命をとられるわけじゃないし」と笑っていることがあります。彼らは「一つの困難に人生のすべてが左右されるわけではない」と考える傾向が高いからです。一つのピンチが影響を及ぼす範囲は非常に局所的であり、すべてがダメになるような大局的な問題にはならないと知っているのです。

「第一志望の学校ではなくても、この先、学生生活が充実するかしないかは自分次第。それに、見守ってくれる家族がいてくれて幸せだ」

「就活が難航していても、学校の成績は順調。自分のことを理解し、応援してくれる仲間や先輩もいるしラッキーだわ」

「失恋したけれど、その悲しみを分かち合える友人がいる。打ち込める仕事や活動もあるからきっと大丈夫」

そんなふうに、一つの困難は人生の一部にしか影響を及ぼしていないことを知っているのです。「これがあったから、すべてがダメになった」というほどの強烈な逆境には、よほどのことがない限り遭遇することはありません。

AQが高い人はそれがわかっているから、目の前のピンチをおおげさにとらえて怯えたり、怖がることをしません。

だから、無駄な失望で気力を失わずに済むし、目の前のピンチの実像を冷静に把握することができます。

そこから生まれる気持ちのゆとりは、「怖れずに困難に向き合う」ことができるとても大切なエネルギーです。

幸運か不運かは、自分自身が選ぶもの

よく、「私は運が悪いから」と自分の身に起こったことを嘆く人がいます。こういう人は自分が幸せになるか不幸になるかが、自分以外の要因、つまり運命によって決められていると考えがちです。こうした考え方を心理学用語では「外的統制型」といいます。

外的統制型の思考パターンを持つ人は、困難に直面すると「運が悪いから仕方ない」「不運な人生だから何をやってもダメ」などと考えてしまいがちです。一つの困難を一部分だけの局所的なものととらえず、人生全体を支配す

る大局的なものだと思い込んでしまうのです。

これに対して、自分の幸せや不幸は自分が決めるものだ、という考え方があります。これを「内的統制型」といいます。

この2タイプは〝幸福〟に対する考え方が大きく違ってきます。外的統制型の人は、自分の運命は自分の力の及ばないところで決められているという感覚が強く、身の上に起こったいいことも悪いことも、受動的に受け入れる傾向があります。幸福だけでなく不幸も「仕方ない」と引き受けてしまうのです。

それに対して内的統制型の人は、幸福になることは積極的に受け入れようと行動し、不幸になりそうなことは回避しようと努めます。「仕方がない」と諦めることはせず、できる限りあがこうとします。

ＡＱの高い人は、この内的統制型のタイプです。幸せになるか不幸になるか、自分がその運命を決めると信じています。だから一度や二度の失敗で「すべてがダメになる」とは考えません。

たとえば楽器のレッスンを受けているのになかなか上達しないとき、外的統制型の人は、

「忙しくて練習時間がとれないから」

「あの先生の教え方がわかりにくいから」

「この楽器、私にはもともと向いてなかった」

などと、できない理由は自分の手が届かないところにあると考えます。そして自分の力ではどうしようもない、これ以上うまくならないと結論づけて、諦めてしまいます。

一方、内的統制型の人は、

「練習方法を変えたら、もっとうまくできるんじゃないか」

「工夫して練習時間を捻出すれば、上達できるはずだ」

「できないところをもう一度教わればきっとクリアできる」

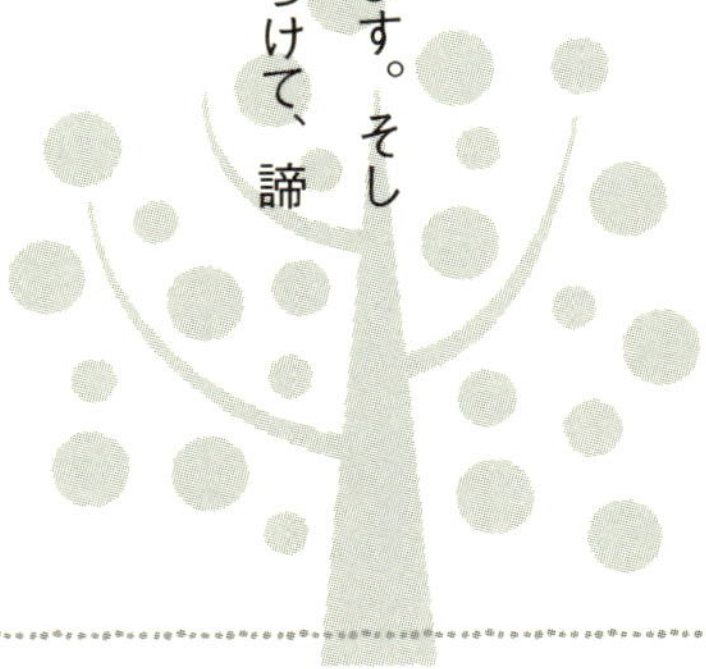

というように、自分がコントロールすることでその壁は乗り越えられる、不可能は可能になるという考えが前提にあります。

さらに注目したいのは、うつ傾向についてです。最近、うつ症状を抱える人が増加しているのが社会問題となっています。仕事や家庭で起きた問題からうつ状態となり、心理的治療を受ける人も少なくありません。

この、うつ症状を発症しやすいのが外的統制型の人々だということが、アメリカの臨床心理学者ジュリアン・ロッターの研究で明らかになっています。

内的統制型の人は、人生の不都合な状況を自分で解決しようとする傾向が強いため、うつ状態になりにくいとロッターは分析しています。

つまり高ＡＱの人はうつにも強く、多少の心理ストレスで心理的症状を引き起こす傾向が低いのです。

その失敗、何パーセントが自分のせい？

次に、②の「このピンチの原因は自分だけにあるわけではないと考える」についてです。

説明の前に、ここで一つ質問させてください。

もし外出先で思いがけず雨に降られたら、あなたの気持ちは次のどちらに近いでしょうか。

A「外出前に予報を確認すべきだった。傘を持って来られたはずだった」

B「きょうは天気が変わりやすいな。こういう日もあるだろう」

Aを選んだ人は、失敗やうまくいかないことがあったとき、それを「自分のせいだ」ととらえる、つまり内因的な要因で起こるととらえがちです。

Ｂを選んだ人は、失敗やうまくいかないことを、「自分以外の原因もある」ととらえる、つまり外因的な要因だと考えるタイプです。そして外因的だととらえる人の方がＡＱが高い傾向があることがわかっています。

ミスや失敗をしたとき、その原因を「自分のせいだ」と思いやすい人と、「この失敗の原因は自分だけにあるわけではない」と考える人とでは、その後の行動が違ってきます。

たとえば――つき合っている恋人が急に冷たくなってしまった。毎日欠かさずメールがあったのに、もう１週間も音沙汰なし――。

そんなとき、Ａを選ぶタイプは自分のことを追いつめていきがちです。

「私のどこがいけなかったんだろう」

⬅

「何か彼が嫌がることをしてしまったのだろうか」

「そういえば最近仕事のことで悩んでいたのに力になれなかった」

⬅

「彼を支えられない私はダメだ」

⬅

「だから嫌われたんだ」

⬅

しまいには、恋人とうまくいかなくなった責任のすべてがまるで自分にあるかのように感じて苦しむのです。

こういう人は自己評価が低く、「自分はダメな人間だ」と思い込みがちです。そのためＡＱも低く、ピンチの場面で自分を責めて、そこから脱出することがなかなかできません。

このタイプの人がそれを勘違いだと気づくためには、まずは問題のどの部分が本当に自分の責任なのか、冷静に振り返ってみることをお勧めします。原因の中に外因的な要因はないか見直してみるのです。

「仕事で悩む彼のサポートがうまくできてなかったかもしれない」

⬅

「けれど彼の仕事がうまくいかないのは、私のせいではないわ」

⬅

「それに理由も言わずに急に冷たくする彼にも思いやりがないんじゃない？」

⬅

「そもそも二人の関係を作っていくのは、私だけの責任かなあ？」

このように「自分以外に問題の原因はないか」「失敗の原因の何パーセントが自分にあるか」と、きちんと切り分けて考えるのです。

責任の所在を切り分けると改善しやすい

冷静になって問題を見つめると、原因のうち自分に責任のある部分は思いのほか少ないと気づく場合がとても多いものです。すると混乱から脱出できる糸口がつかめます。

「私の配慮不足もあった。でも仕事のストレスに振り回されているのは彼の問題。すれ違いがあっても、私が一方的に悪いわけじゃない」

責任の所在を切り分けることで、こんなふうに問題全体の構造が見えてきます。すると、やみくもに自分を責めたり否定することはなくなってくるでしょう。

そうして落ち着いた状態を取り戻していくと、さらに進んで解決の方向も見えてきます。

「恋人にストレスをぶつける彼は思いやりがないのではないか」

↓

「私はいつも、そんな彼の機嫌をうかがっていたのかもしれない」

↓

「彼の態度や言葉に傷ついてきたんだ」

↓

「彼を失うのは辛いけど、このままつき合っていても幸せにはなれないかも」

このように落ち着いて少しずつ現実に即した解決方法を見つけていけるようになります。

もっと身近な例、たとえば仕事の資料作成が目標の時間通りに終わらなかったときなどでも、原因を自分の中にすべてあると考えがちな人は、「できなかったのは自分のせいだ。理解力がないし、手際が悪いし」と自分を責めて傷つき、心のエネルギーがどんどん減っていってしまいます。

そういう場合でも「確かに自分のやり方に反省するところもある。でも、上司から指示が出た時点ですでに締切ギリギリだったよな」と原因を冷静に分析し、事実を見極められる人は、自分が本当にすべき改善点が明確になります。だから失敗をくり返さずにステップアップすることもできるのです。

同じピンチがくり返し訪れる証拠はない

次に③「このピンチは今回限りでくり返さないと考える」です。

悪いことや不運が重なったりすると、しばしば「二度あることは三度ある」などと言う人がいます。一方、「三度目の正直だ」と言って、次で取り戻そう

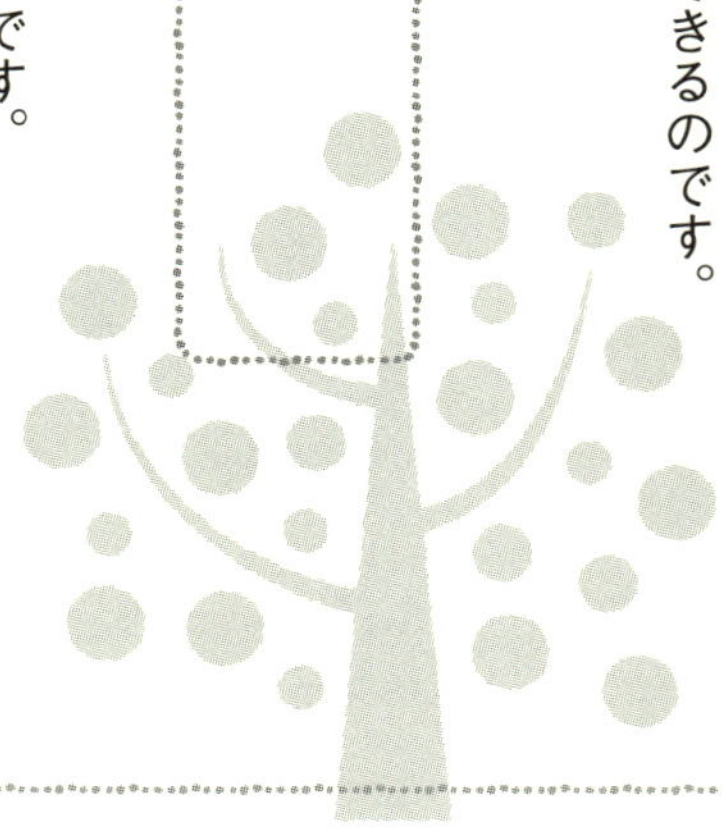

とする人もいます。あなたはどちらのタイプでしょうか？

たとえば何かに失敗すると、次も同じ失敗をするような気がしてしまう。

計画通りに事が運ばないと、わけもなくずっとその計画は実現しない気がする。

片思いの相手にフラれた。この先もきっとフラれ続ける人生なんだろうな、と思う。

そんなふうに「悪い出来事は何度もくり返す」と漠然と思っている人は少なくありません。そして、「どうせまたダメだよ」と後ろ向きになってしまうため、本当に次の成功をつかむチャンスを逃してしまうのです。「同じ失敗をするに決まってる」という思い込みが、足をすくませ踏み出せなくしてしまいます。

でも、同じ失敗、同じ不運がまた襲うかどうか、運命が決められているわけではありません。むしろ同様の不幸が同じ人にくり返し起こることは、確率的に低いと考える方が合理的です。それなのに「次も失敗する自分」という幻想に縛られて、一歩も動けなくなるのはとても損なことです。

さらにこういう思考パターンの人は、失敗を「運が悪い」などと考えがちなため、その原因を冷静に分析しようとしない傾向があります。ミスには必ず原因があり、それを修正すれば成功の確率が高くなるのに、その因果関係をはっきりさせるプロセスを怠ってしまいがちなのです。

失敗を運のせいにするのは、もしかしたら楽なことかもしれません。自分の内面やこれまでのやり方と向き合って「失敗の原因を特定して改善していこう」と自己教育力を働かせるのは、心理的には負担がかかります。

しかし「なぜ失敗したんだろう」という視点が、不運を変えていきます。その原因を模索し始めたとき、次の成功が始まっているのです。

一度や二度失敗しても、辛いと思わなくなる

ＡＱの高い人が成功を収める大きな要因には、「一度や二度の失敗がダメージにならない」という強さがあります。

ＡＱが高い人は、失敗を〝乗り越えられない不動の壁〟とは考えません。そのときのやり方やタイミング、また相手や場面によってなど、失敗や困難が起こる要因は多種多様なため、同じ結果がくり返されると考える根拠などないと思っているからです。だから失敗があっても「次は大丈夫だろう」「次も失敗するとは限らない」と考えることができます。

この人たちにとって、乗り越えるための行動はつねに新しくブラッシュアップされているので「前と同じことのくり返し」ではないからです。

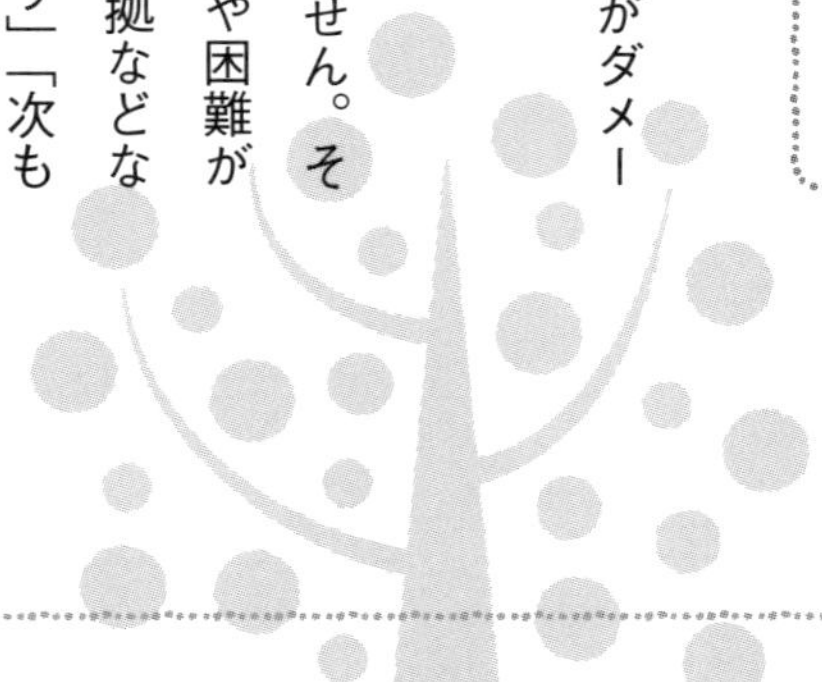

「この失敗の原因は何だろう」

「どんなやり方なら、うまくいっただろう」

「見通しを誤ったところがあったかもう一度考え直してみよう」

など、失敗した理由を考え試行錯誤しています。そのため次の行動はいつも新しいのですから「失敗するとは限らない」わけです。


次の手も、その結果も自分自身によってコントロールしていると考える人には、こうした強靭さがあるのです。そしてそれが、次の成功へと結びついていくのです。


一方ＡＱの低い人（低ＡＱの人）は一度失敗すると、

「どうせ次も失敗する」

「前と同じことのくり返しだ」

という気持ちを抱いてしまいます。これには１章で紹介した学習性無力感の有無が深くかかわっています。

その困難には必ず終わりがある

大きな困難や逆境に出くわすと、それに飲み込まれたようになって、先の見通しが立たなくなることがあります。そんなときはその状態がいつまでも終わらない、もしかしたら永久に続く悪夢のような気にさえなることがあります。するととたんに気力が失せて、「もう二度と自分は立ち上がれないんじゃないか」という失望感が広がっていきます。

たとえば新しい仕事がなかなか覚えられないとき、「自分には覚える能力がないからどうしようもない」と考えると、それは乗り越えられない困難だと決めつけられたものになってしまいます。結果、改善する気が起こらなくなり、同様のピンチに何度も陥ることにもなりかねません。

そうなる前に、ちょっと考え直してみてください。

その逆境は、決して一生にわたって続くものではありません。一時的な状態であり、さらに自分次第でその期間をいくらでも変えることができます。

ＡＱの高い人は、それをはっきりと理解できています。

「やり方をしっかり覚えていなかった」「まだ知識が足りなかった」など、行動までのプロセスに問題があると考えるので、その問題を「今抱える一時的なもので、この先解決できる余地は十分にある」ととらえています。だからその問題を収束させるための行動を起こそうとします。

交通事故に遭い大ケガをしてしまった。職場をリストラされてしまった。そんな人生のピンチに遭遇すると、ＡＱの低い人は「自分の人生はこの先真っ暗だ」と思いがちです。そのピンチを永続的なものだととらえてしまうのです。

でも、その困難は、この先永遠に続くわけではありません。ケガの回復も新たな仕事の獲得も、自分次第で将来の姿は変えられる出来事なのです。

ＡＱの高い人はそれをよく知っているので、ピンチの際の失望がさほど大きくありません。「この状況を解決するにはどうしたらいいか」と主体的な行動を起こすことを考え、前に進んでいきます。

交通事故で大ケガをした。では回復するために、どんなことができるだろうか。少しでもいい状態にするには、どのようなリハビリが可能だろうか。リストラされてしまった。ならば新たな仕事に就くために、今すべきことは何だろうか。職探しにはどんな方法があるだろう。再就職のためにはどんなスキルアップが必要だろうか。

そう考えをめぐらし行動に移るので、より早く困難から脱出できます。

困難の正体は思ったほど怖くない

AQが高い人は逆境にぶつかったとき、これらの3つの思考を働かせてそれをとらえます。「目の前に横たわるピンチは一時的なもので、原因は自分だけにあるのではないし、それが影響を及ぼす範囲も限られている」と考えるのです。

すると逆境の大きさ、姿をより正確にとらえることができ、むやみに怖がることがなくなります。「結果を自分で変えられる余地は十分にある」という気持ちはここから生まれます。

「幽霊の正体見たり枯れ尾花」という諺がありますが、逆境を前にして「怖い」と足がすくむのは、その正体がはっきりしないからです。誰でもよくわからないものは怖いし、向かっていく勇気も克服する自信も持てないでしょう。しかしそれがどんなものか、どうすればクリアできるか明らかになれば、立ち向かう気力が湧いてきます。

「でも、失敗の原因をよそに求めたり、たいしたことないって過小評価するのは、困難から逃げていることにならない？」

そう思ってしまう人もいるかもしれません。

しかし、この考え方は責任逃れをするものではなく、むしろ失敗から冷静に反省材料を学ぼうとする姿勢につながります。目の前にある逆境の等身大の姿を見つめるため、具体的にどう行動すればいいのか判断しやすいのです。今、自分は何を考え、どうすればいいのかがわかり、行動に移しやすくなるのです。

反対にこの３つの思考がぐらついていると、小さなピンチを得体の知れない亡霊のように感じて「目の前の逆境は、私の人生を台無しにする。二度と幸せを手にできない」くらいの気分になります。すると一つの逆境、困難に心の中を支配されてしまい、気力がみるみるしぼんでそこから脱出できないような気持ちになってしまいます。

そうなると、たいていの人は、それを克服することを諦めてしまいます。

「テストに合格できるほど頭がよくないから」
「つきあい下手だから仲間がいなくても仕方ない」
「難しい仕事だから経験のない私には荷が重い」
などなど、困難から逃げ出す言い訳は、いくらでも用意することができるでしょう。

しかしAQを高めた人は、逃げ出す口実探しをしなくなります。3つの柱に沿って考えていけば問題解決の切り口が見つかり、進むべき道が見えてくることを知っているからです。

証拠のない悲観的な予測はしない

仕事や目標のある課題などでうまくいかないのは辛いことですが、人によってはもっと苦痛に感じる種類の困難もあります。深刻な精神的ダメージを伴うような失敗です。

親友とケンカして、自分の性格をひどくこきおろされた。
お稽古ごとの発表会で観客の前で失敗して大恥をかいた。
職場の酒席で飲み過ぎて、上司に顰蹙《ひんしゅく》を買うような失言をしてしまった。

そんな心に傷を負いそうな出来事があったとき、「しばらく立ち直れない」と思ってしまう人は多いでしょう。

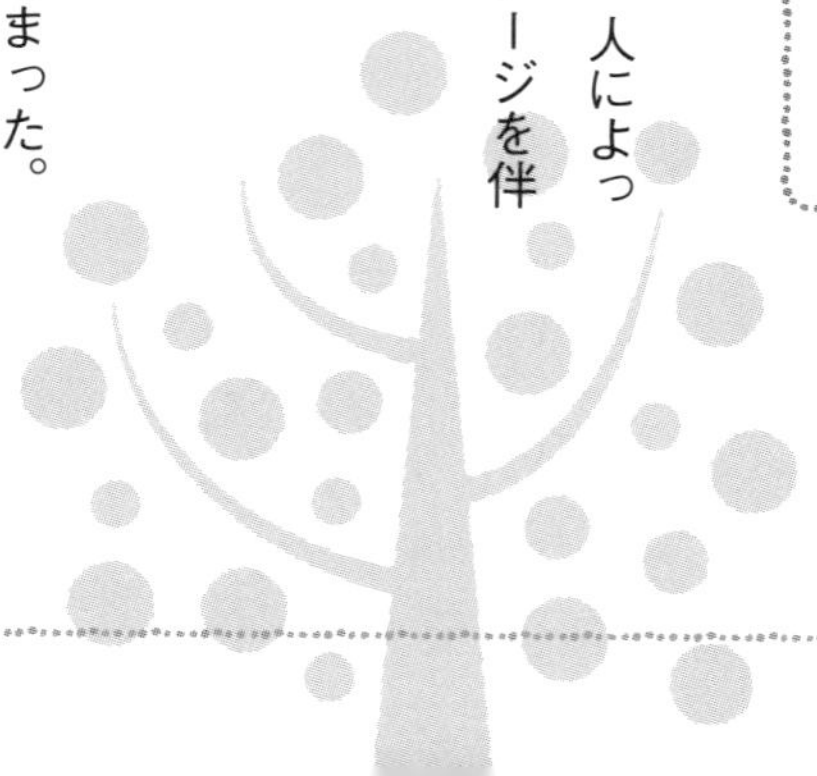

ＡＱを高めると、こうした失敗にもめげないようになります。なぜなら、その出来事に対して〝悲観的にとらわれる気持ち〟が減っていくからです。

もともとこうした精神的ダメージがなぜ後を引くかというと、その後について悲観的なビジョンを持っているからです。

「私みたいな人間からは、友達は離れていってしまうだろう」
「みっともない姿をさらした。軽蔑されてしまうに決まってる」
「上司は激怒したはずだ。この先の会社人生はもうおしまいだ」

そんな悲観的な未来を予想して、どんどんダメージが広がっていきます。でも、よく考えてみるとその予想には何の根拠もありません。ＡＱが高い人は、そのことをよく理解しています。だから「現実」だけをとらえ、よけいな不安や悲しみを抱えて苦しむことをしないのです。

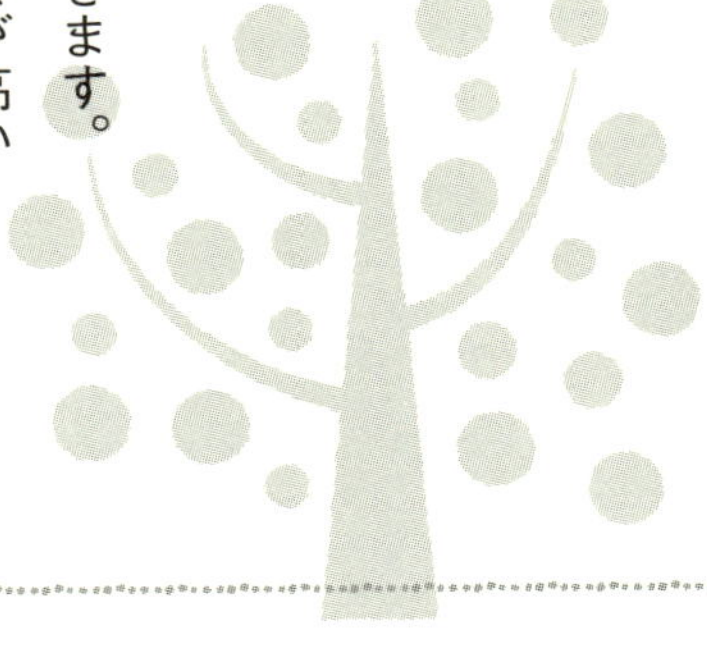

欠点を指摘されたからといって、親友との関係が壊れるとは限らない。

発表会の失敗を引きずったままか、次の機会にそれを取り戻せるかは自分次第。

酔っぱらってちょっとハメをはずしたのか、本当にひどい失言をしたのか、冷静に判断して次の行動を決めればいい。

このように現実だけをとらえ、悲観的な予想は切り離して考えると、未来はずっと明るい手応えのあるものだということがわかってくるでしょう。

Chapter 3

AQが高い人は
ピンチから
こうして脱出している

ＡＱが高い人のキャラクターはさまざま

前章で、ＡＱの高い人の３つの「思考の柱」を紹介しました。この思考パターンを自分のものとして使えるようになると、自然とあなたの行動は、成功する方向、幸せになる方向を選んで進んでいきます。

この章では高ＡＱの人の思考パターンを、具体例を使いながらさらにわかりやすく説明していきましょう。

一言でＡＱが高いといっても、その表れ方は人によってさまざまです。困ったことや失敗を前に、「どんな方法なら乗り越えられるだろうか」と冷静に考える人、「あら大変ね」と笑顔で対処できる余裕のある人、「ああ、もう嫌だ。耐えられない」などとグチをこぼしながらも、なんだかんだとクリアする人。

一見すると、まったく違うキャラクターであり、そのやり方も違いますが、逆境から逃げずに向き合い、解決をはかろうとする姿勢でいる点は、みな同じ高ＡＱの人々です。

大切なのは、「今、目の前で起きているやっかいごとをなるべく小さなうちに察知すること」と、「目をそらさずに、なるべく早く対応すること」です。速やかに具体的な行動に移れるようになるのが、ＡＱを高める一番の目的なのです。

そのために「これ」と決まった形式はありません。それぞれの人が、自分なりに行動に移しやすい体勢でいることが、もっとも適切にピンチに対応できる状態だと思います。

ですから、ここで取り上げるのは、ほんの一例です。ただ、これらの例を通して「ＡＱが高ければ、こう考えてこう行動する」という典型的なプロセスを、少し味わってもらえればと思います。

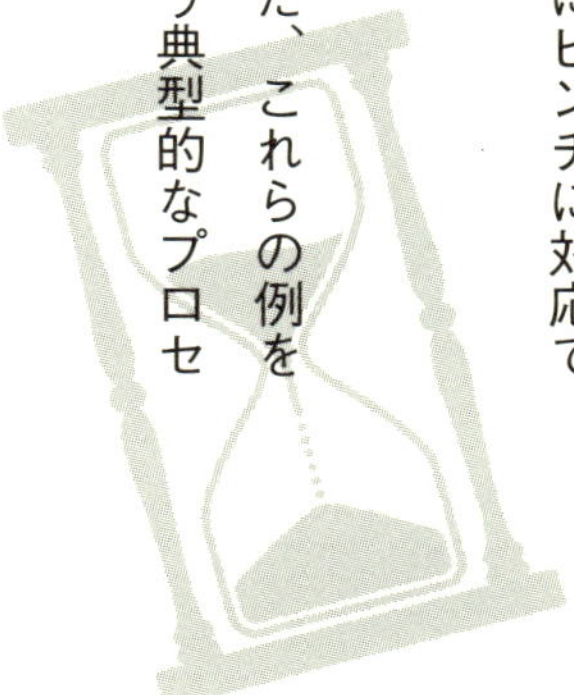

ケース①

ママ友とのすれ違いから〝ラインはずし〟のいじめに

ユミさんは、４歳になる幼稚園児ユウタくんのお母さん。同じ園に通う５人のママ友グループのメンバーです。最近、ユミさんにはグループ内のお母さんとのおつき合いで、小さないざこざがありました。

グループ内ではわが子の誕生日に、母親が他の母子を招待してレストランやカフェで誕生日パーティーをするのが恒例でした。でも、その費用がだいぶ高額なのです。最初はささやかなお茶会だったのが、何だか競うように豪華になり、最近はフレンチのランチコースに特製ケーキなど、グレードアップに拍車がかかってきました。これではまるで大人のための集まりです。

それまでは「おつき合いも大事」と思っていたユミさんですが、さすがに「何か違う」と感じ始めました。子どものための集まりなら、お金をかけた外食よりも、もっとふさわしいお祝いのしかたがあるはずです。そこで、「誕生会にお金をかけすぎるのはよくないと思う」と、仲間に切り出しました。ところがそれ以来、急にママ友たちの態度が冷たくなってしまいました。

あいさつを無視されたり、子ども同士を遊ばせる約束を教えてもらえなかったり。どうやらユミさんをはずしたラインのグループができたようです。

ユミさんは今、「私が空気を読まなかったから、みんなの機嫌を損ねてしまった」「私のせいで、ユウタまで仲間はずれになる」「同じ小学校に入学するメンバーだから、この先ずっと地獄だ」と、すっかりふさぎ込んでいます。

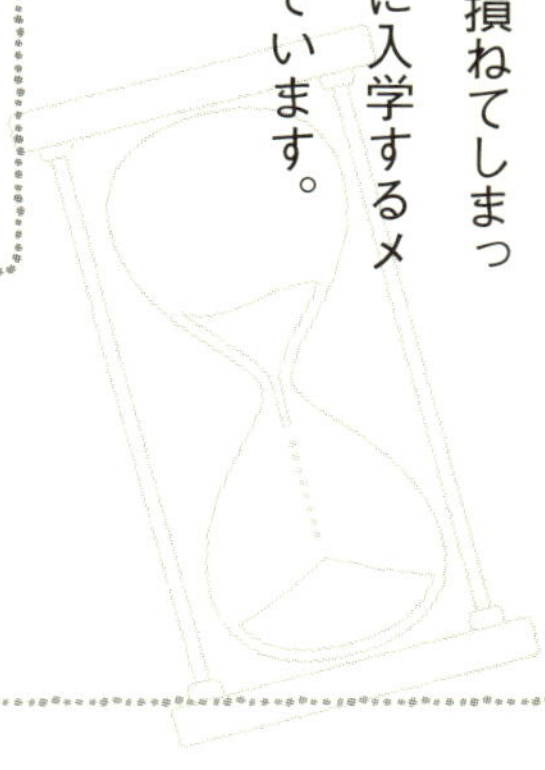

仲違いしたのは誰に原因があるのか考える

ユミさんは今、自分を責める気持ちでいっぱいになっています。「よけいなことを言わなければ、仲良しのままでいられたのに。私のせいで息子まで仲間はずれになる」と思い、苦しんでいます。この状況を脱したいのにどう解決したらいいのかわからず、不安でたまらないのでしょう。

　つまり彼女は今、とてもＡＱが低い状態です。このままでは、解決の道が見つけられず、状況はさらに悪化するかもしれません。ユミさんがここから抜け出すには、どうしたらいいでしょうか。

　まずは、彼女の行き詰まった頭の中を、ＡＱを高める思考にシフトチェンジさせていきましょう。

　この場合、最初に「このピンチの原因は自分だけにあるのではないと考える」を使い、責任の所在を冷静に切り分けることから始めます。「自分のせいでこのピンチを招いた」と必要以上に思い込むと、思考力と行動力を奪われてしまうからです。

「子どもの誕生日パーティーに高いお金は使わない」という判断は、決して間違ったものではありません。ユミさんは、自分なりの子育ての考えから意

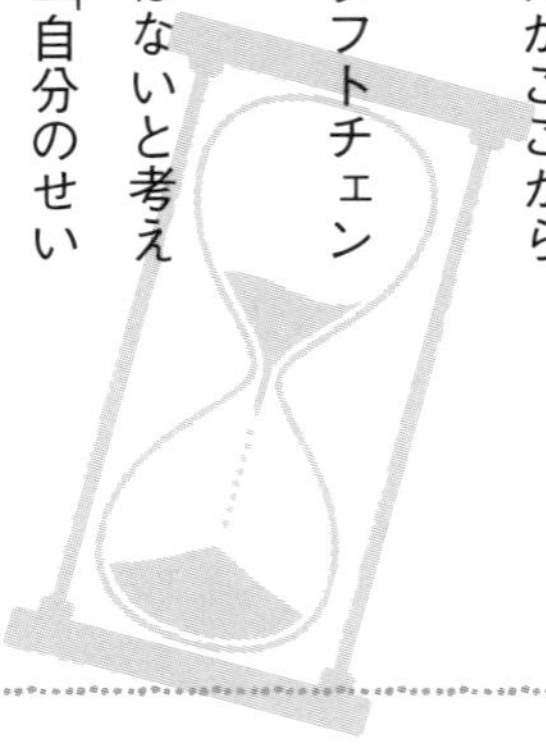

見を伝えただけで、非難される行動をしたわけではありません。

第三者の視点に立てば、そうしたユミさんの行動が自分たちの意に反していたからといって、一方的に冷たくしたり排除しようとするママ友の方に問題がありそうです。冷静に見直せば、現状を作り出した責任は、彼女だけにあるとは決して言えないでしょう。

まずはそれを認識し、自分を責めることをやめましょう。それだけで心は落ち着きを取り戻し始めます。

親のトラブルで子どもの人生が左右されたりしない

次に必要なのは、「このピンチの影響は限られた範囲だと考える」ことです。

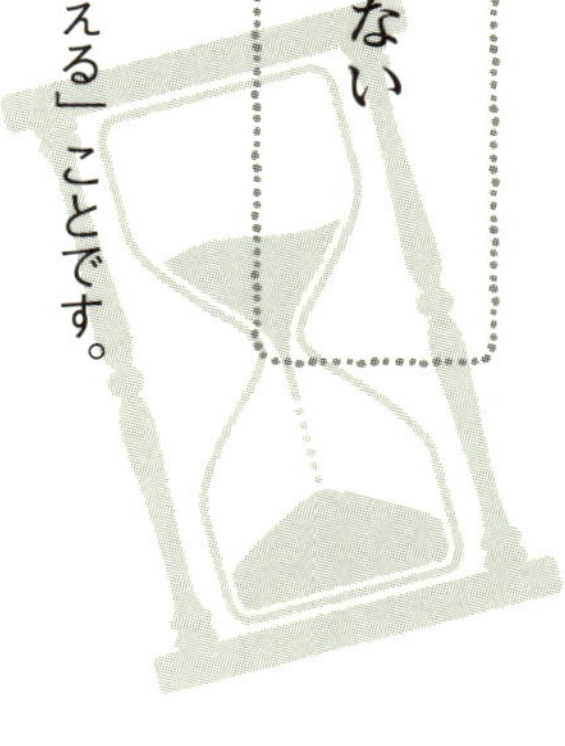

ユミさんは、ママ友グループとのすれ違いから、息子のユウタくんまで「友達から仲間はずれにされるのではないか」と思い、さらに、「小学校に入学したら地獄になる」と悩んでいます。

そこで思い出したいのが、ピンチは限定的だという考え、一つの困難は人生の一部にしか影響を及ぼさないという事実です。

ユミさんのこのトラブルが、ユウタくんの友人関係にまで影響が及ぶと今の段階で決まったわけではありません。母親同士がどんな関係であろうと、それは子どもたちの関係とは別のものです。よほど強い影響をもたらす行為でもしない限り、子ども同士は自分たちの好きなようにふるまうでしょう。ですから、そのことでユウタくんが仲間はずれになるとは限らないわけです。

また、小学校入学後の人間関係が今のまま膠着《こうちゃく》するとも限りません。別の園から入学してくる親子との出会い、新しいクラス編成など、交流がガラリと変わる可能性はとても高いでしょう。

そう、やり方さえ間違えなければ、このピンチは今だけの、限定された範囲で終わらせることができるのです。

本来の問題の姿だけ冷静に見極める

では、彼女はどのようにピンチを切り抜けることができるでしょうか。

まずは、「責任の切り分けを確実にし、本来の問題点を洗い出す」ことが大切です。仲間はずれの原因は、何といってもそれをしているママ友グループにあります。それをしっかり認識することで、「では、自分に責任のある部分はどこか」にフォーカスして問題をとらえられるようになります。すると、いくつかの具体的な問題点が見つかるかもしれません。たとえば、

①いきなりこれまでのやり方を否定した言い方は、思いやりを欠いていた

かもしれない。

②そもそも、誕生日パーティーそのものに最初から違和感を感じていたのに、自分の気持ちに気づかないふりをしたのではないか。

③このグループとのおつき合いは、自分には合っていなかったのに無理をしていたのかもしれない。

こうした問題点が見えてきたとしましょう。

まずは①。たしかに恒例イベントを「よくないと思う」の一言で否定したのは、楽しみにしている人への配慮が足りなかったかもしれません。「どうして?」という疑問が、やがて不満や怒りに変わることも容易に理解できるでしょう。

②と③は、「問題の先送り」をしていなかったか、ということへの反省です。1章でも説明したように、困難やピンチは小さな芽のうちに気づき、対処してしまえば大きな問題とならずに済みます。

本当はユミさんは最初から、「子どものため」と称した豪華な食事会に違和感があったのではないでしょうか。さらに言うなら「そうした価値観を持つ母親とは気が合わない」というのが、本来の彼女のスタンスだったのではないでしょうか。

パーティーがどんどんグレードアップし始めたときに、もしくはこのグループとつき合い始める前に、「私の考えるお誕生日の祝い方と違うな」とか、「私とは子育てのイメージが違う人たちかも」と思う瞬間もあったかもしれません。

でも、せっかくできたママ友を失いたくないとか、このグループを抜けたら一人になってしまう、という不安から、最初のほころびを「見ないふり」したのではないでしょうか。

「小さなことだ。これくらい気にしない」

「子どものためなんだから、私も合わせなきゃ」

そんなふうに、本来向き合うべきテーマや心の不安から目をそむけてしまっ

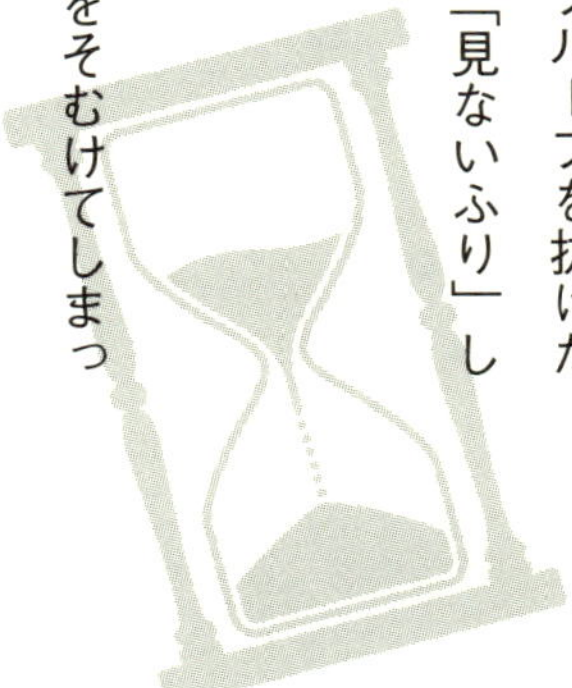

たために、後からそれが何倍も大きな困難となって立ちはだかることがあるのです。

根拠のない不安を断つと解決策が鮮明になる

では、現在立ちすくんでいる彼女に、解決策は残されていないでしょうか。いいえ、そんなことはまったくありません。やれること、やればすぐに現状を好転できそうなことはいくつもあります。

それにたどりつくために、まずは、責任の切り分けで見えてきた、彼女が背負わなくていい問題を取り除いてみましょう。グループのママたちからの無視、ラインいじめともいえる仲間はずれは、彼女の責任ではありません。た

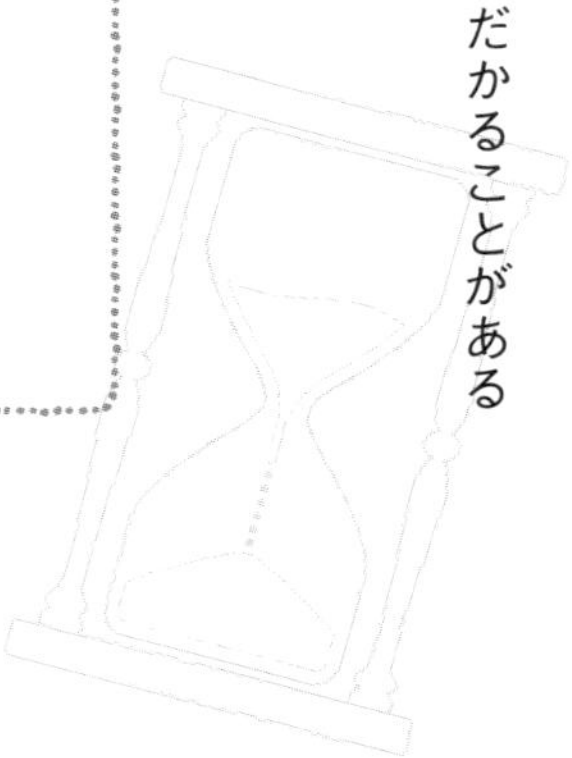

だでさえ悲しい気持ちにさせられたそれらの出来事を、自分のせいだと責めるのはやめましょう。

ただ、この段階で勇気を取り戻せるなら、グループの中で、最も仲のよかった友人にパーティーについての本心を話してみると、スッキリするかもしれません。もしも何か誤解があったなら、そこで氷解する可能性もあります。

それから、ユウタくんの交友関係が母親たちの関係に影響されるという根拠のない不安も、必要のないものですから断ち切りましょう。

そして一番重要なのは、新しい将来のためにできることは何かを考えること。まずは自分の心としっかり向き合い、今、どうしたいのかを考えます。

たとえばユウタくんの交友関係を今のまま維持したいなら、そのために自分にできることがないかを見直します。ママ友が欲しいなら、どんなママ友がいいのか、どうすればそういう友達を作れるのか、自分に問いかけます。そしてできることをすべてピックアップしてみるのです。

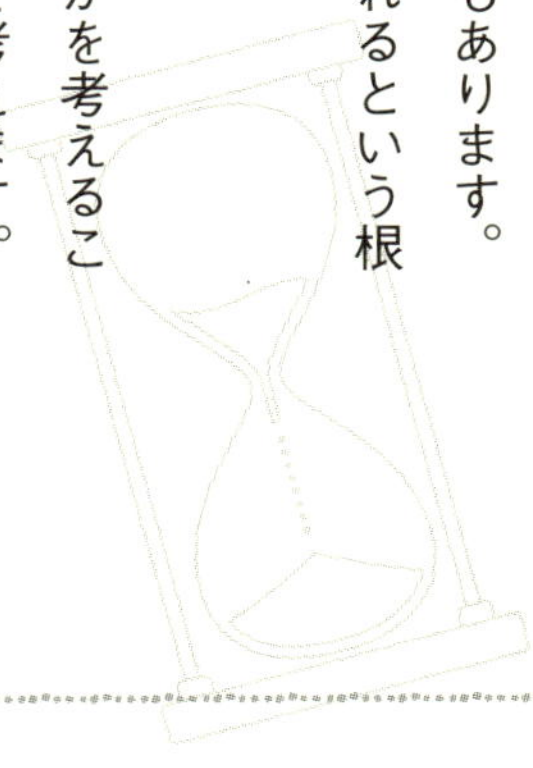

①ユウタくんが友達と今までどおり遊びやすい環境を作る。自宅に快く迎え入れたり、楽しい雰囲気を保つことをいっそう心がける。

②新しい交流を切り拓く可能性を高めるための行動を起こす。たとえば違うグループに入る、ＰＴＡ活動を始める、お稽古ごとを始める。

③通園通学エリア外で、気の合う親子がいないか探す。地域の集まりやママカフェなどで交流できるグループを探す。

④ネットを通じて交流できるママ友を見つけてみる。

このように、少し考えただけでもさまざまな方法が見つかります。

ここまで進むべき方向を確定できれば、あとは行動に移していきます。

もちろん、初めに向き合った段階で出た結論によっては「無理にママ友を作ろうとしない」という選択肢もあります。本当に自分自身を見つめて得た答えなら、それは決してネガティブな決断ではありません。

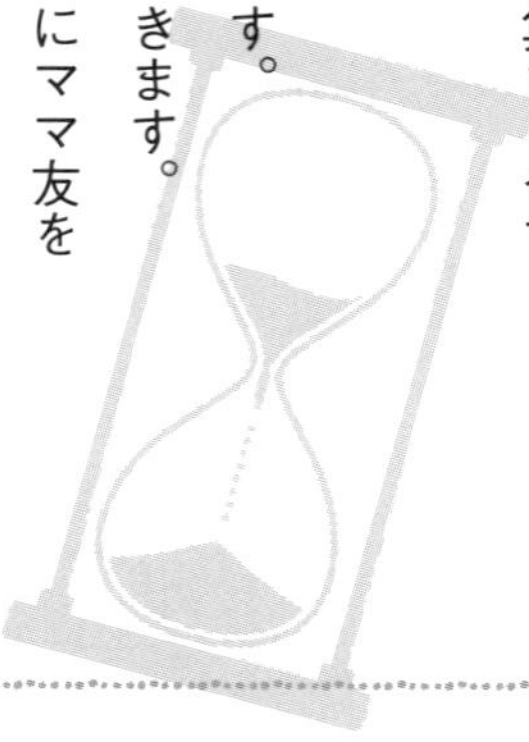

ケース❷

上司の叱責が続いて自信も意欲も喪失してしまった

チカさんは近頃、職場で先輩や上司に叱られることがたびたびありました。仕事で立て続けに失敗をしてしまったのです。一つひとつは小さなケアレスミスですが、それが続いたことで「最後まで任せられない」と周囲に不信感を持たれるようになり、とうとう部署全体が「チカさんは仕事ができない」という雰囲気になってしまいました。

職場の冷たい空気を感じながら、チカさんは、「私は何をやってもダメなんだ」と思い詰めるようになっていきます。そして「またミスしてしまう」という不安から、仕事にまったく自信がなくなってしまいました。

だんだんと仕事への意欲もなくなり、近頃は上司の視線を避けるように自分の席で小さくなっています。朝、「今日も出勤か」と考えるとゆううつになり、ベッドから起き上がるのも辛い毎日です。

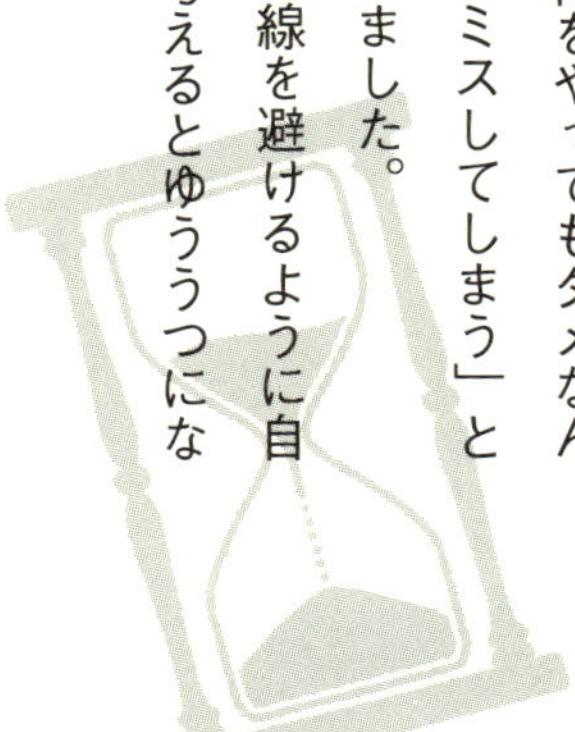

ピンチは原因を取り除けばくり返すことはない

仕事のミスが続いたことで、すっかり自信を失ってしまったチカさん。職場の人間関係にも暗い影が落ち、気が重い日々のようです。このままでは彼女は、本格的に出社できない精神状態に追い込まれてしまうかもしれません。いったいどうすればいいでしょうか。ＡＱを高める思考を使って、解決をはかっていきましょう。

こんなとき、まず思い出したいのが「このピンチは今回限りでくり返さないと考える」ということです。

チカさんは今、「また同じことをくり返すのでは」という不安で一杯になっています。それが彼女を動けなくしている一番の要因です。ミスが怖いあま

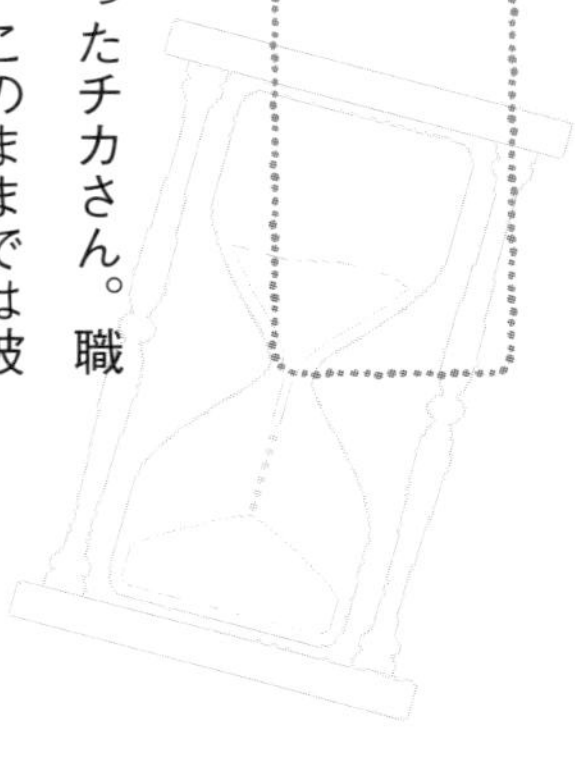

りに手も足も出せず、縮こまっているのです。

しかし、同じピンチがくり返し起こるという証拠はありません。それに気づけば、この不安は現実的ではないことがわかります。

むしろ、こうした非現実的な不安のために思考停止となり、次へと進めないことが現状の問題を作り出しています。そこに思い至ると気持ちが少し変化し、手足の力も抜けるでしょう。その上で、今回のピンチはなぜ起きたのか、事実のみを振り返ってみるのです。

決められた業務の中でミスが続いたのは、ただの偶然でしょうか。そうではなく、何か原因があってのことだと考えるのが妥当でしょう。なぜミスが続いたのかに向き合い、その原因を見極めることが今の彼女にとってもっとも大切な作業です。

そのとき、低ＡＱの人に起こりがちな、

「私がバカだから」

「運が悪いから何をやってもダメ」

などの、証拠のない思い込みを持ち出さないように気をつけましょう。純粋に、ていねいに、ピンチに陥った本当の理由をすくい上げていくのが肝心です。

そうでないと、冷静な判断ができず、いつまでもミスの原因に手が届かないまま、新たなミスに怯えて立ちすくむことになってしまいます。

原因を探ろうとすれば自然に前に進める

彼女がこの状況から脱出するために、まずは「原因さえ解消すれば、このピンチはもう2度とくり返さない」ということをしっかりと心に留めましょ

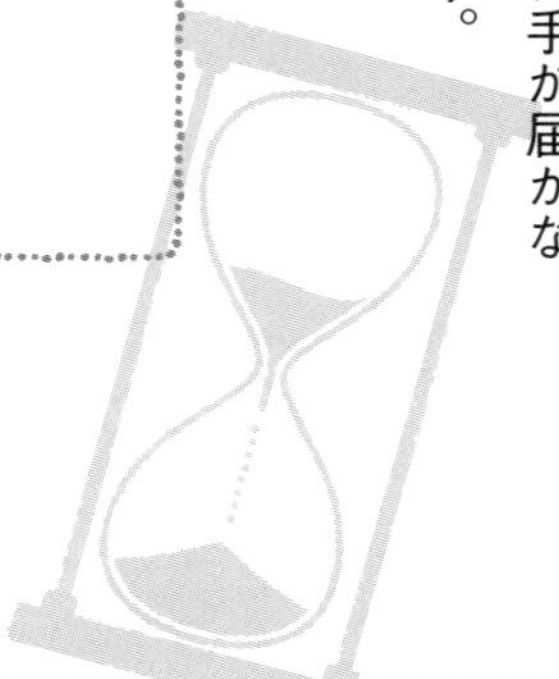

う。このピンチは自分でコントロールできるものだということを思い出すのです。そして、

「私はなぜミスしてしまったのだろう」

「私のやり方のどこがいけなかったのだろう」

と自問自答し、原因を整理し解明していきます。それが次のミスを防ぐ唯一の方法なのです。

そのためには、どんな行動が起こせるでしょうか。

①ミスが続いた業務について、徹底的に確認作業をしてみる。

②ミスの内容を、詳細に分析してみる。

③上司や先輩に、「どこがいけなかったのか」を尋ね、同じ失敗をしないようにアドバイスを受ける。

④周囲の同僚に、自分の仕事ぶりのウィークポイントなどを教えてもらい、改善していく。

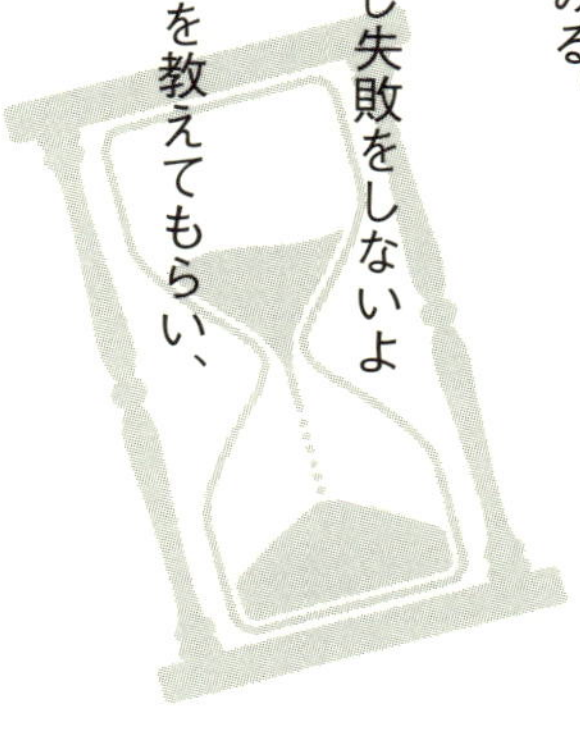

こうしたことが考えられます。

チカさんは今、「また失敗する」という不安から、仕事だけでなく、職場や上司にまで背を向けています。目をつぶり耳を塞ぎ、うつむいてやり過ごそうとしているのです。

しかし、高ＡＱの思考に基づいて行動を起こそうとすると、自ずと今の状態から抜け出す必要に迫られます。

ミスを確認し、原因を分析するには、つぶっていた目を見開かなくてはなりませんし、上司の声を聴くには、塞いでいる耳をしっかりと傾けなくてはならなくなります。

むしろ「その状態から脱出するしかない」状況に踏み出させてくれるのです。

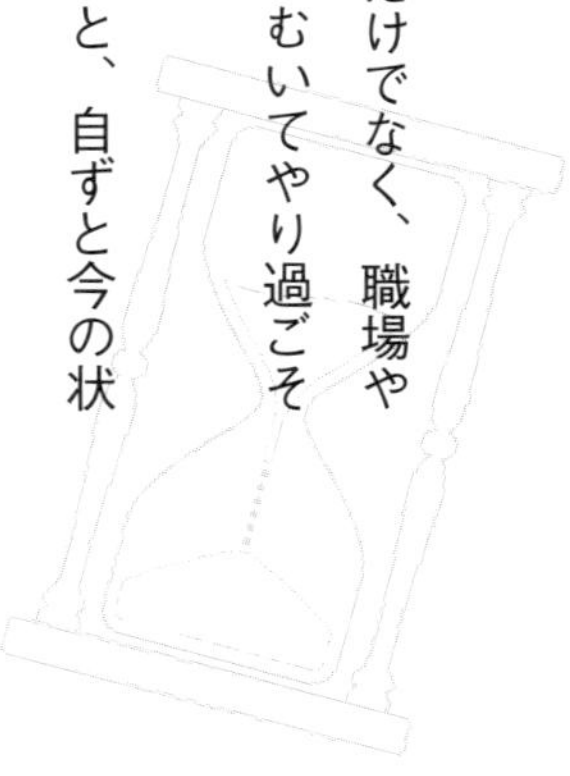

そして、このように失敗を受け止め、くり返さないよう行動するプロセスを身につけた人は、もうむやみに失敗を怖れなくなります。失敗は次の成功のための重要な試行錯誤の場であり、成功のための大切な情報でもあると考

えるからです。失敗を改善していく先には、必ず成功する未来があることを、その人は知っているのです。

ですからミスやピンチを前にしても悲観的にならず、解決しようと試みます。その姿勢は周囲の人々の目に「頼もしくて信頼できる人物」として認知されるでしょう。

チカさんも、こうしたステップを踏襲することで必ずこのピンチを抜け出し、職場での信頼を取り戻すことができるようになります。

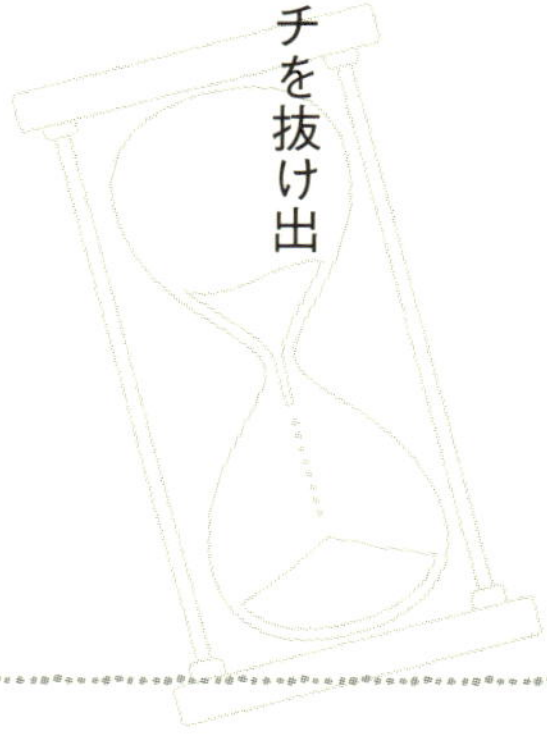

ケース③

体の不調を「たいしたことない」と一蹴して病院に行かない

コウジさんは最近体調が悪く、仕事を休みがちです。少し歩くと動悸が激しくなるし、ささいな行動で疲れてしまうことが増えました。日に日に、もしかしたら大変な病気ではないかという不安が募り、精神的にも不安定になっています。

「もう、治らないんじゃないか」

「もしかしたら命にかかわる症状ではないか」

と、いてもたってもいられない気持ちになるときもあります。

でも不安が強くなればなるほど、「大げさに考え過ぎだ」「どうせたいしたことない」とそれを打ち消す感情も高まっていき、なかなか病院に行く気になれません。

家族や恋人など周囲の人々は彼の様子を心配していますが、「診察を受けた方がいい」と助言するたびにますますかたくなになる様子のコウジさんに、なす術もない毎日です。

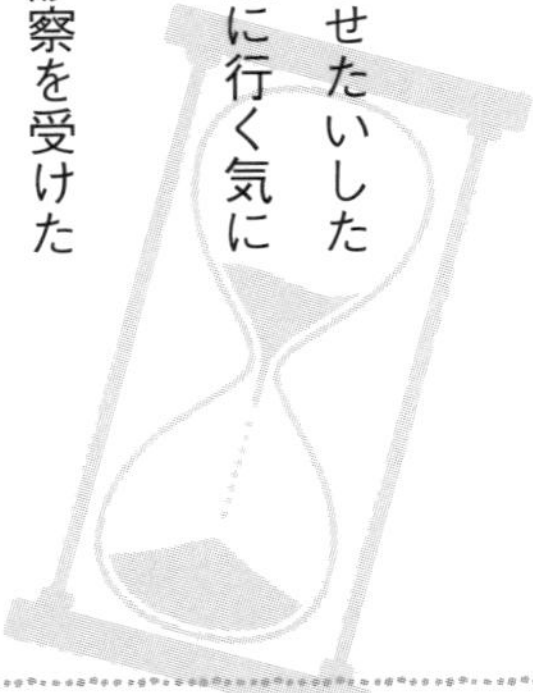

「治らないかも」と思うから向き合えない

なぜコウジさんはこんなにも不調に怯えながら、病院に行こうとしないのでしょうか。

コウジさんの「たいしたことない」という否定は、「事実と向き合う勇気が出ない」という気持ちから生じているものです。

もしも重大な病気だったら、もう手遅れの状態だったらと考えると、それはあまりにも大きなピンチのため、とても精神的に対処できそうにない。そう思うと心が受け止めることを拒否してしまい、向き合う機会を先送りしてしまうのです。

これは心理学的には防衛機制の「合理化」という心の働きです。「向き合う

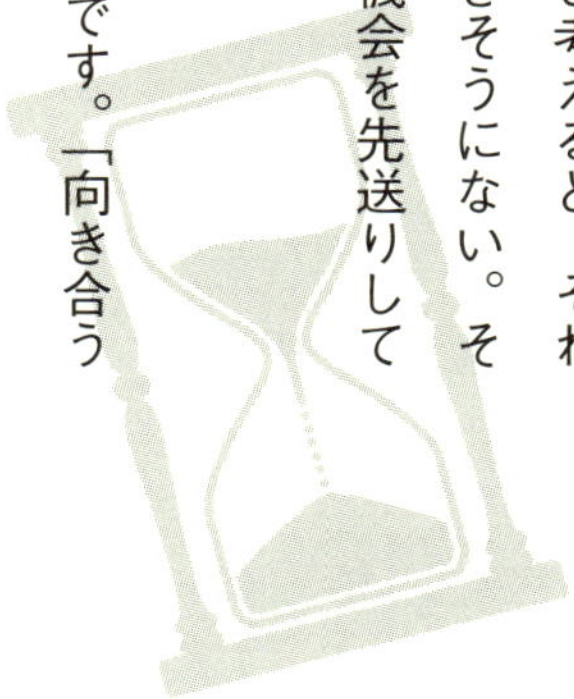

のが怖い」という自分の心理への言い訳として「たいしたことないのに、心配しすぎるのは大げさだ」と考えるようにしているのです。

逆境は、誰にとっても苦しいものです。そして誰の上にも、こうした「すぐに解決できない問題」がふりかかる危険はあります。

それにどう向き合っていくか、その態度は、ＡＱの高さによって大きく違いがあります。ＡＱが低い人はこのように合理化して向き合うのを先送りすることがしばしばあるのです。

ではどうすればＡＱを高め、目の前のピンチにしっかり向き合うことができるようになるのでしょうか。

このときに必要なのが、高ＡＱの思考の一つ、「このピンチの影響は限られた範囲だと考える」です。

そのピンチは今だけのものだと考えると動き出せる

コウジさんが怖れているのは、「死に直結するような運命が待っているのではないか」ということです。

つまり、今の症状は治らない、この困難は将来に渡ってずっと続いていくものだと考えているわけです。そのため事実を明らかにして解決の糸口を探ることをためらっています。

しかし、目の前の逆境はつねに局所的なものであり、それだけで人生のすべてがダメになることはあり得ません。「治らない」と思うから「怖い」わけで、「今だけのトラブルで治すことができる」と思えば、もっとシンプルな出来事として、解決に向かって行動を起こす自由を取り戻せるようになります。

つまり、その逆境を「一時的なもの」だととらえ直すことで、その場所か

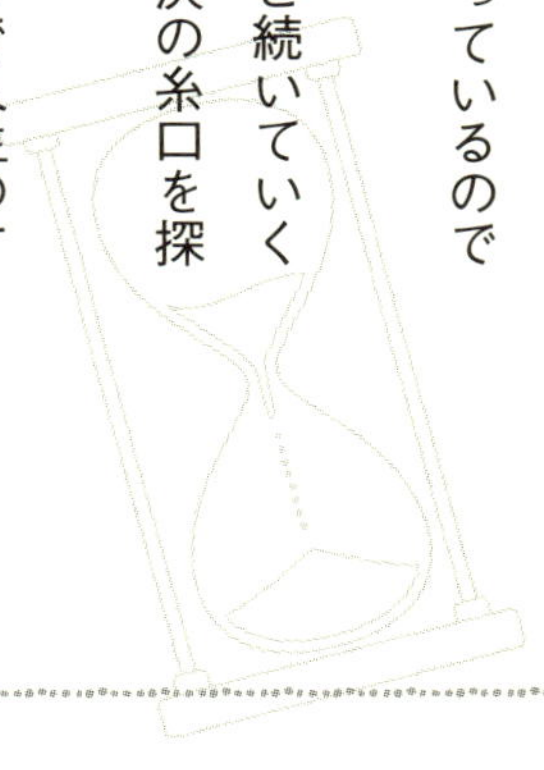

ら動き出せるようになるのです。

体の不調を今だけの限定された状況だととらえるならば、その解決策はいたって簡単に挙げることができます。

①医師の診察を受ける。

②投薬や、必要によっては入院、手術など適切な治療を行う。

③進行や再発を防止するための生活改善があれば、進んで取り入れる。

大局的な逆境だと考えると乗り越えることが難しくなりますが、そうではないと思えば、そのハードルはとても低くなります。むしろその逆境が人生を左右するほどの大局的な姿に変わってしまうのは、そうした怯えから問題を先送りしてしまう、ＡＱの低さが招くものです。

「問題は小さなうちに見過ごさず対処する」という、ピンチを最小限に抑える基本を、忘れてはいけません。

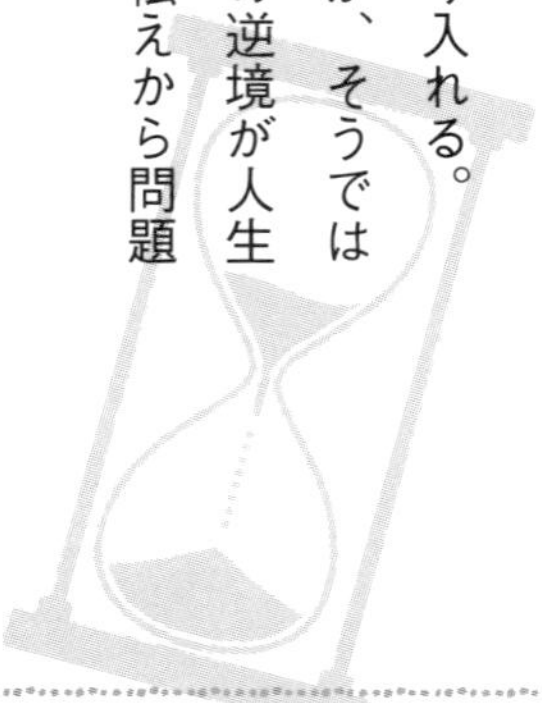

困難に直面しても手の内にある幸運は消滅しない

もしも一つの逆境が身の上にふりかかっても、それが人生のすべてを支配するわけではありません。

たとえ病気になって治療や入院をすることになっても、それを支えてくれる家族や親しい人がいる、というその人の幸運を、その逆境が侵すことはできません。さらに十分な治療を受けられる経済力があることや、安心して任せられる医師や治療機関と巡り会えたという幸運もあるでしょう。目の前の逆境が大局的なものだと考えると、そうした手の中の幸運の存在を忘れてしまいがちです。

「私の人生にいいことなんかない」

「もうこの先は真っ暗だ」

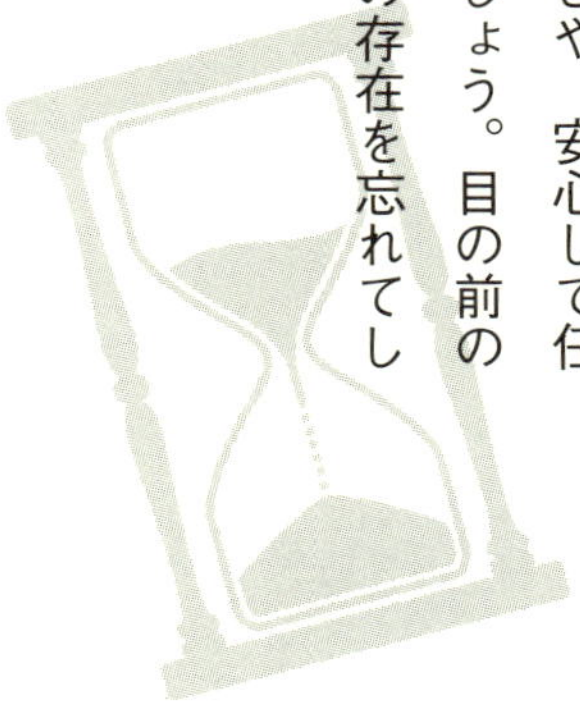

そんな気分になり、冷静でいられなくなるからです。

するとＡＱはどんどん低くなり、その逆境に押しつぶされ、本当に人生を支配されてしまうことになりかねません。

逆境のさなかにあって、それ以外の幸運を探すことは、「自分をなぐさめる行為」だと感じる人もいるかもしれません。でも、その気持ちを失わないこと、自分が享受する幸運をつねに忘れずに胸に抱いていることが、その人のＡＱを高め、行動力を促すエネルギーにもなるのです。

物事がうまくいく可能性が高い「楽観的な人」

ＡＱの高い３つの思考パターンを使い、問題解決をはかる例をご紹介してきましたが、これら以外にも、ＡＱの高い解決例はさまざまあります。冒頭でも伝えた通り、ＡＱの高さには、人それぞれの表現方法があるのです。
その一つとして「楽観的」というものが挙げられます。

私たちは、何か大きなことを成し遂げられる人、大成する人は真面目で責任感が強く、誠実な努力家タイプだと考えがちです。ところが意外なことに、何か困ったことに遭遇したとき、「まあ、何とかなるさ」と軽く受け止めるような、楽観主義者の方が成果を出しやすい傾向があるのです。

これについては、30ページの「カマスのたとえ話」で紹介したアメリカの心理学者セリグマンたちによる興味深い調査結果があります。

ある保険会社の外交員数千人を対象に長期間にわたって行った追跡調査から、悲観主義者より楽観主義者のほうが長く勤め続け、契約件数も高いことがわかりました。

この調査は、特別に逆境に対する反応が楽観的かどうかのみを基準に採用されたメンバーと、そうでないメンバーそれぞれのグループの比較によって行われました。つまり逆境的な状況に面したとき、高ＡＱの思考スタイル――その逆境を一時的で自分以外にも原因があり、限定された範囲のものだととらえる――を持っていた人々と、そうでない人々です。

前者のグループは、ふたを開けてみるとこれまでの採用面接では不合格となるようなタイプの人が多くいました。にもかかわらず、５年間の追跡での定着率はそうでない人々より３倍も高く、さらに契約件数も１・８８倍にのぼることがわかりました。

さらに不動産セールス員を対象にした別の調査でも、楽観的なグループとそうでないグループでは、前者の売り上げが２・５～３倍も高いことが明らかになっています。彼らのセールス能力は、ずば抜けたものがあったのです。

なぜ楽観的な人々の方が、高い実績を収めることができたのか。

これは26ページで説明した「自己効力感」が高いことがその背景にありま

す。楽観的な人が困難や課題を前に「まあ、何とかなるだろう」と考えるのは、自分ならその事態をコントロールできると信じているからです。

もちろん、楽観主義の人の中には「根拠のない自信」で行動している危なっかしい人もいるでしょう。ただ、そういう人でも「根拠のないネガティブな予測」におびえて行動を制限してしまう人よりも、高い成果、そして幸福な人生を手に入れる確率がずっと高いのです。

「ピンチを楽しめる」のが高ＡＱの生き方

決して多数派ではありませんが、中には「逆境は嫌いじゃない」というタイプの人もいます。ピンチのときの方がガッツが出て燃える、という人もい

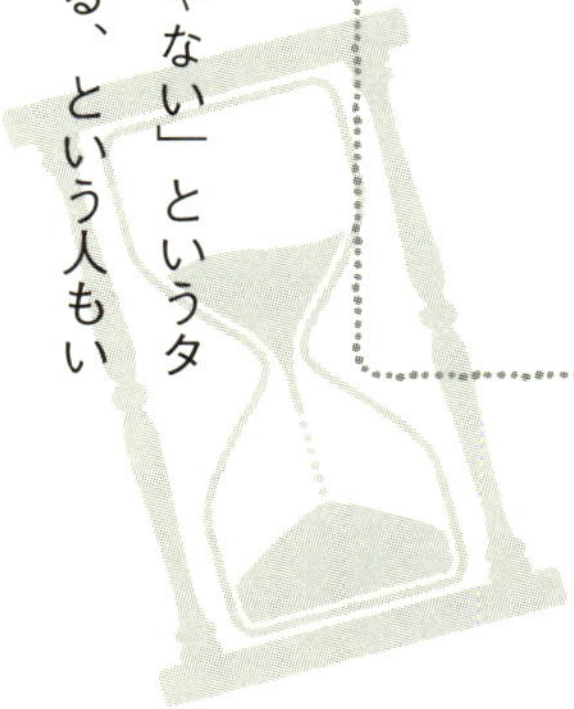

ます。これは達成動機の高い人です。どんなことにでもパワフルにチャレンジして成功をつかもうとし、ＡＱが並外れて高いのが特徴です。

たとえば仕事などの課題が、今の自分の能力と照らし合わせてだいぶハイレベルなチャレンジを要求される局面では、ＡＱの低い人ほどすぐに無力感に支配されがちです。まだ何も取り組んでいないうちから、

「自分にはとうてい無理だ」

「きっと最悪の状況になる」

などと、ハードルを乗り越えられないわが姿を予測し、待ち受ける「みじめな将来」に打ちひしがれてしまうのです。

ところが、ずば抜けてＡＱの高い人にとって、「乗り越えられない」と決められた未来はありません。「どうすれば乗り越えられるか」という考察にすぐに移行するため、無力感を感じている段階もありません。

その上、「逆境に燃える」というタイプは、目の前のハードルの乗り越え方に創意工夫を凝らそうとします。

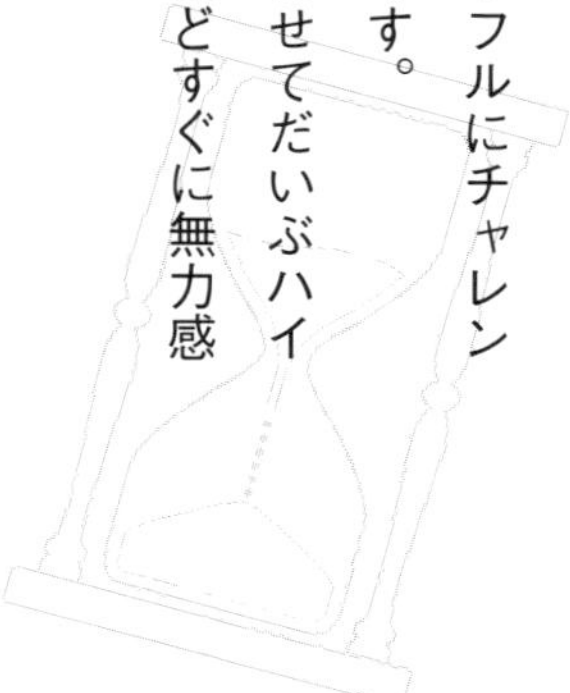

「どんなやり方で乗り越えようか」

「こんなやり方もある、でももっと違う方法もあるかも」

「一番効率のいいやり方はこうだけど、あえて自分らしいやり方でいこう」

などと、逆境を前にあれこれとアイデアを巡らせるのです。


たとえるならそれは、料理上手な人が初チャレンジする難しい料理を前に、

「ここは、あのテクニックを使ってみよう」

「この段階は、あれが応用できるんじゃないかな」

など、これまでの自分の知識や技術を総動員しながら手順を考える状況とよく似ています。その人にとって、それはとてもエキサイティングで創造性に満ちた、ワクワクするような時間でしょう。


あるいは秀でた能力を持つアスリートにも通じるかもしれません。はたから見れば果てしない忍耐が必要だろうと想像する研鑽の場も、彼らにとってはより高みを目指す、心躍る冒険の連続なのではないでしょうか。

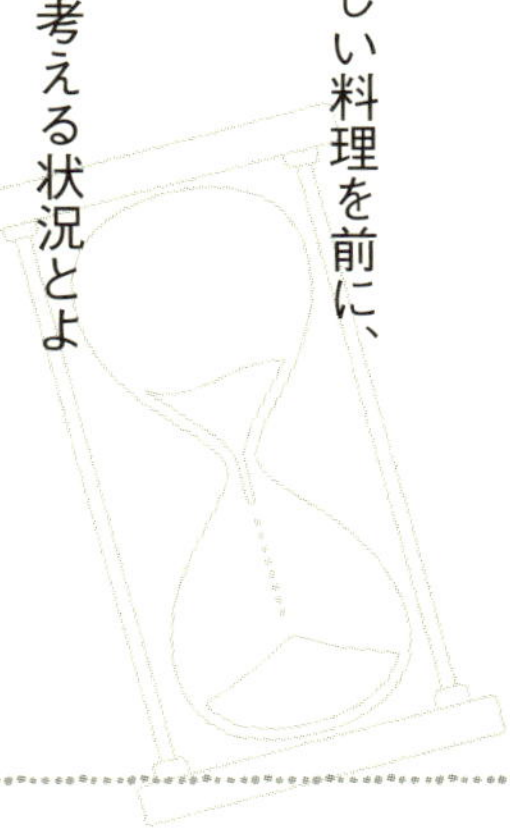

高ＡＱの人の人生は、まさにそんな瞬間に満ちあふれているのです。

もちろん、誰もがすぐにこうしたタイプになれるわけではありません。しかしＡＱを着々と高め、乗り越える行動で経験を積み上げていけば、いずれはこうしたステージに立つことも決して不可能ではありません。

あなたはいつの間にか、自分がその場に到達していることに気づくでしょう。

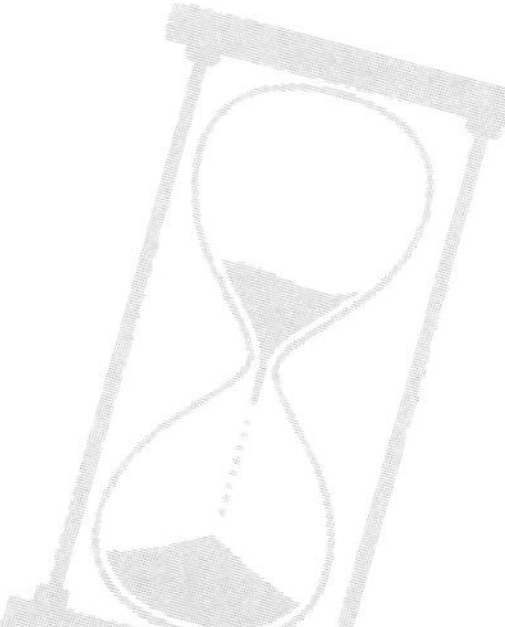

Chapter 4

AQは
簡単なトレーニングで
誰でも高められる

AQを必ず高めるノウハウがある

3章では、AQの高い思考パターンを持てば、日常で起こりやすいピンチや逆境の場面を楽に乗り越えられることがおわかりいただけたと思います。

とはいえ、中には不安に思う人もいるかもしれません。

「高AQの人の考え方はわかったけど、私には真似できない」

「そんなふうに考えられるなら、最初から苦労しないよ」

そう諦めてしまう人もいるのではありませんか？

でも、最初から諦めることはありません。なぜなら、AQはトレーニングすることで、どんな人でも高めることができるからです。

「トレーニングなんて大変なんじゃない？」

「難しいことや面倒なことはしたくない」

そんな人も大丈夫。簡単で、すぐに実行できる「考え方のコツ」を身につけるだけです。むしろこれを取り入れると、すぐに頭の中が整理されるようになり、物事への対応力が上がっていくでしょう。

困難を前にすると無気力になる人、トラブルを見過ごしがちなためピンチを招きやすい人、何かあるとすぐにパニックになってしまう人、そんな人々も、必ず自分を変え、今より確実にＡＱをアップさせることができるのです。

本章では、そのトレーニング法やコツをいくつか紹介していきます。

〝脳の習慣〟は一瞬で変化する

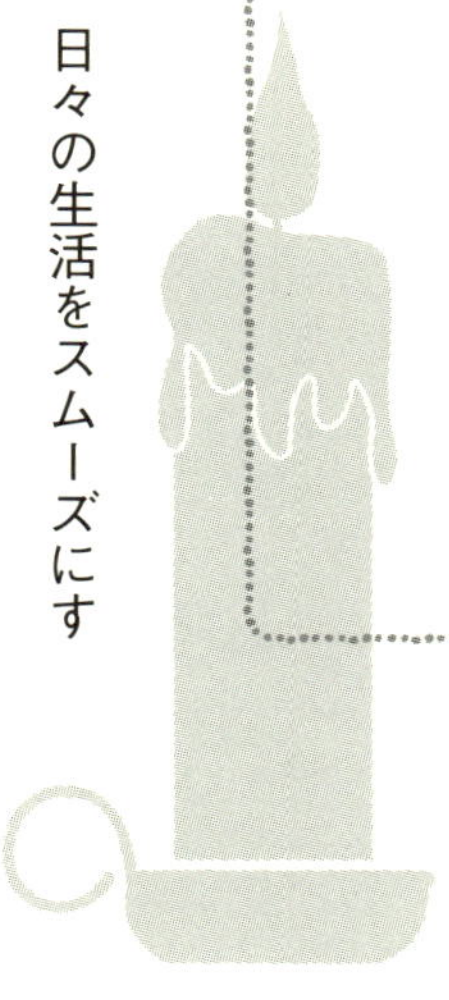

この「考え方のコツ」は、すぐに身について、日々の生活をスムーズにす

る力を強化することができます。

「AQを高めるなんてきっと時間がかかる」と思う人もいるかもしれませんが、そんなことはありません。

AQは〝脳の習慣化〟によって高める能力です。

脳の習慣化とは、何か一つの物事に対してどう考え、行動を選ぶかという、その人の思考と行動パターンの形成のことをいいます。そしてこれは非常に短時間に、ときには一瞬で起こることを「AQ」を提唱したストルツ博士はUCLA医療センターの神経生理学部長によって確認しています。

たとえば空いている道をドライブしていると、ついついスピードを上げすぎてしまう人がいるとしましょう。この人の脳の中では、「空いている道はスピードを上げる」という考え方、つまり思考パターンが習慣化されており、それに基づいて運転スピードを変えています。きっとこれまでの経験の中で空いた道でスピードを上げる機会があり、そのときにハイスピードで走るスリルや爽快さを学習した結果、この習慣を身につけたのでしょう。この学習は、脳の大脳皮質と呼ばれる領域で行われています。

そして学習によって身についた思考パターンや行動――「空いている道は飛ばそう」と考えたり、空いている道でついスピードを上げて走行する――は、長期にわたってくり返すうちに大脳基底核と呼ばれる領域に移行します。ここは、脳の中でも無意識を司る場所で、ここに擦り込まれた情報は習慣となってくり返され、さらに強化されていくのです。


しかし、もしもこの人がスピードを出しすぎたあげく、カーブを曲がり切れずにガードレールにあやうく激突しそうな経験をしたなら、その瞬間に思考パターンや行動パターンは大きく書き換えが行われるでしょう。このショッキングな体験によって、同じような状況になると脳内に「警告アラーム」が鳴り響くようになるからです。

「空いているからといってスピードを上げたら、またぶつかりそうになるぞ」

「あの恐怖をまた味わうぞ」と、警告されるのです。そして、この人は空いた道でもスピードを上げないことを学習します。

これが脳の習慣化です。

AQ的思考はくり返すうちに強化され高まる

ストルツ博士は、この脳の習慣化を利用して逆境に対する抵抗力をアップさせ、しかもそれをどんどん高めていくことができると考えました。

たとえば新しい道を通るときは、慎重になって歩行速度がいつもより遅くなります。そして何度も同じ道を通り続けるとどんどん速い速度で歩けるようになり、目的地に効率的に到着できるようになります。ストルツ博士は逆

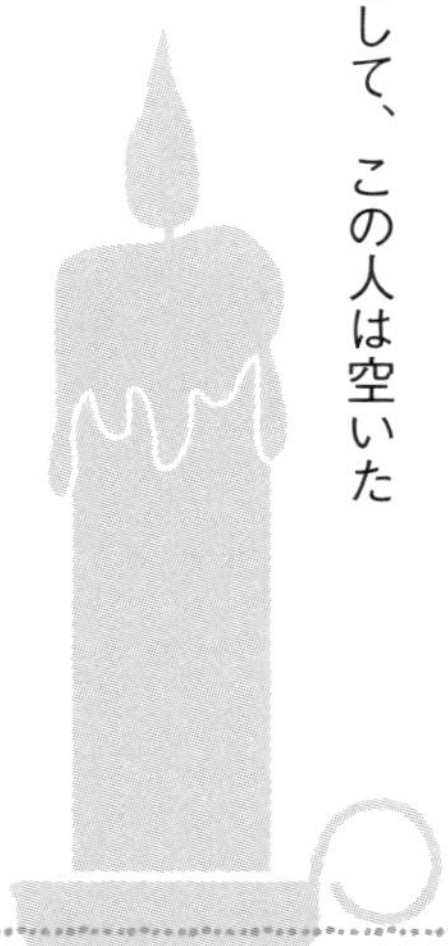

境への対処能力も同様に、その思考パターンをくり返すうちに強化され、より高めていけるようになると提唱しています。

私たちは日常生活でほとんど考えずに行っている行動がたくさんあります。顔を洗ったらタオルで拭く、食事の際に手づかみでなく箸を使う、服を着る、靴を履くなど、いずれも「当たり前のように」よどみなく連続して行動しています。どれもみな、脳に習慣化されているため、いちいち「食事は手づかみでなく箸で食べよう」「服を着るときは最初に手を通そう」などと考えなくても、自然にそれを行っているのです。

ＡＱを高めるプロセスも、これと同じです。何度も強化され習慣化させれば、逆境を「つい」高ＡＱの思考パターンで処理し、行動に移ります。それが迅速に行われるようになればなるほど、その人のＡＱは高くなっているわけです。

先ほどの車のスピードを出しすぎる例で言うなら、空いている道を走るたびに「調子に乗ると危険だぞ」というアラームが鳴って慎重に運転するという行動パターンは、くり返されることでさらにしっかりと脳の習慣となり、とりたてて意識しなくても、いつも安全運転をする人になります。

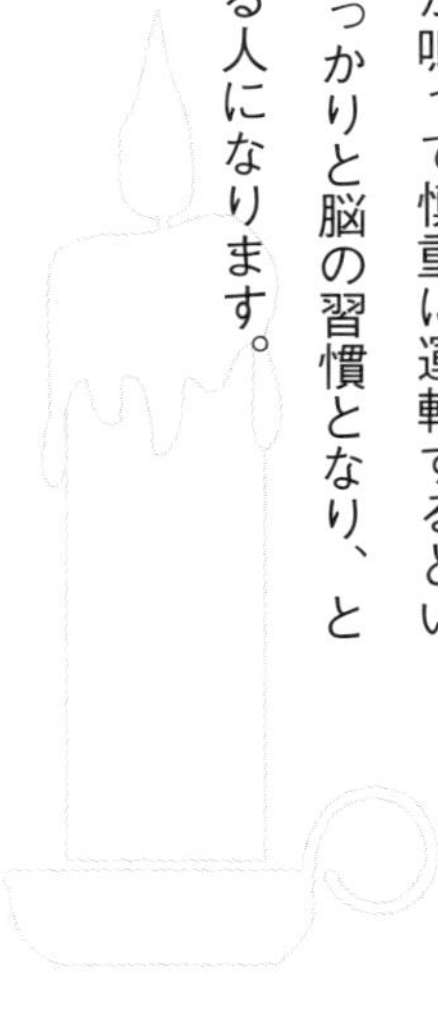

AQを高めるトレーニング〝LEAD法〟

ＡＱを高めるにはまず、目の前の出来事を「ピンチだ」と感じたら、素早く適切に考え、行動に移すという脳の習慣をプログラミングします。そしてそれをくり返すことで強化していきます。ここでは、ストルツ博士がその著書（22ページ参照）の中で提唱している「ＬＥＡＤ法」を援用して、ＡＱを高めるための具体的なトレーニング法を提案しました。

ＬＥＡＤ法は、ピンチを明確に意識し解決するための、４つから成る思考のステップです。その４つは「Listen（耳をすます）、Explore（探る）、Analyze（分析する）、Do（行動する）」と呼ばれ、それぞれの頭文字をとって、この名がついています。

大切なことは、「今、目の前で起きているピンチを重大な大火事にならないうちに見極め、対処すること」です。ＬＥＡＤ法に基づくステップを踏んでいくと、自然にそういう思考ができるようになっているのです。言わば整理された「思考のシステム」です。

大きな逆境や困難になりそうな出来事の発端を前に、「ええと、これはピンチなのかな」とか、「困ったことになるかもしれないなあ」などとぼんやり逡巡していると、そのピンチの芽はすぐに無意識の中に埋もれてしまいます。そうなると、やがてそれが大きな怪物に変貌して再登場してから大慌てするはめになります。

ＬＥＡＤ法を使うと、そうなる前に迅速に高ＡＱの思考パターンで判断した行動をとることが可能なのです。この方法で思考パターンを変化させれば、以前よりも着実に、成功する確率の高い結果を得ることができます。

では４つのステップに沿って、その方法を説明していきましょう。

❶ Listen（耳をすます）
ピンチに耳を研ぎすませる

大前提として重要なのは「ピンチになるべく早く気づく」ことです。火事がボヤのうちに適切に火を消すには、まず目の前のそれを「大火事の前ぶれだ」と強く認識しなければなりません。

逆境はできるだけ速い段階でそれを嗅ぎ分け察知することが重要です。ピンチに耳を研ぎすませ、ささいな困難ももらさないよう意識しましょう。

今、自分に降りかかっている出来事はピンチなのか、そうでないのか。最

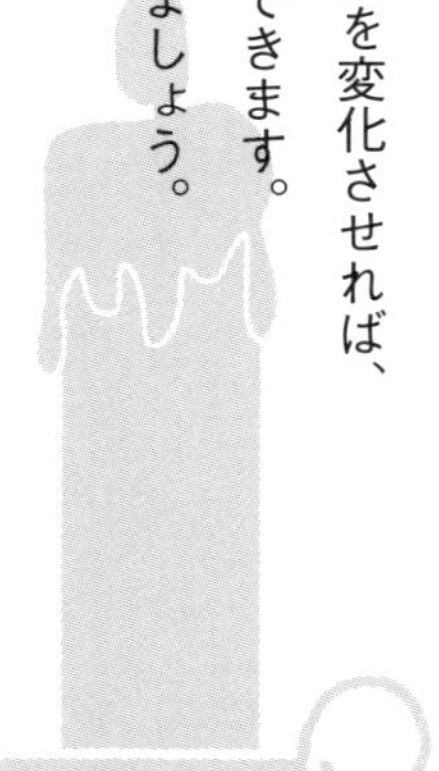

初は意識しなければ、はっきりと確認できないものです。

「これは危険な兆候だろうか」

「大きな逆境の呼び水ではないだろうか」

初期の段階では、つねにそんなふうにピンチに対して脳を待機させて、しっかりとキャッチする用意をしておきましょう。つまり「Listen」です。最初は慣れていないために、少し緊張するかもしれません。

なぜ、そうする必要があるかというと、今までと同じような感覚で目の前の出来事を漫然ととらえていると、それが果たしてピンチの前触れなのかどうかを見極めることができないからです。無意識の思考パターンが顔を出したのでは、これまで同様の対応しかできません。それではAQの高い反応は望めなくなります。

ただし、こうした待機状態でいるのは、初期の段階だけで大丈夫。これが自分のパターンとして習慣化されれば、通常モードにしていても、ピンチの際にはすぐにそれを察知することができるようになります。

ピンチを意識したらサイレンを鳴らす

では、ピンチを無意識の中に埋もれさせないためにはどうすればいいでしょうか。

単純ですが、とても効果的なやり方があります。ピンチが忍び寄る影に気づいた瞬間、「ピンチがやってきた！」というサイレンを脳内に鳴り響かせるのです。これまでなら「ああ、まずいかもなあ」とか「このままだとやばいなあ」などとぼんやり感じていたものを、「これはピンチだぞ」と脳にはっきりと意識させるのです。

たとえばこれまでは、

「またミスしちゃったなあ」

と、ただ漠然と思っていたところを、

「同じミスが続いた、これはピンチだ！」

と、鮮明にイメージするようにします。

「このままじゃ、予定どおり終わらないかもなあ」

と思っていたのなら、

「緊急事態！　予定通りにいかない！」

と頭の中を叩き起こすのです。「これは大変なことだ」「ピンチがやってきた」

とはっきり認識させます。


そのとき、頭の中に何かサイレンを大きな音で鳴らすように習慣づけておくと、より強く意識しやすくなります。

「ピンチだ！　ピンチだ！」でもいいし、「ピーポーピーポー！」でも「きたな非常事態！」でも何でもかまいません。アクション映画のテーマソングや、アスリートが使う登場曲を鳴らしても、気分が乗るかもしれません。

また脳の中で響かせるだけでなく、大声で言葉に出すと、さらにその効果は高まります。

とにかくあなたがピンチを前に発奮して対峙できるきっかけになるサイレンを決め、ささいなピンチの発端を感じたら、ぼんやりせずにそれを響き渡らせることです。

すると、脳がピンチにしっかりと向き合うためにシャキッと目覚めます。ストルツ博士はさらに、「この音に激しいジェスチャーを加える」ことを勧めています。「ピーポーピーポー！」と言いながら手を叩いたり腕をぐるぐる振り回したりすると、それは抜群に強力なイメージで、あなたの脳内のピンチ対応アプリを起動させることができるでしょう。

2 Explore（探る）

ピンチの原因は何かを探り出す

ピンチをしっかり認識したら、次のステップ「Explore」へと進みます。これは、そのピンチの原因、発端となったのは何かを探っていく作業です。

大変なこと、面倒なことが起こったとき、それをぼんやりと見逃してしまう気持ちの中には、防衛機制、つまり「問題と向き合いたくない」という不安があり、あえて「見逃そうとしている」場合がしばしばあることをお伝えしました。そのため「Listen」でそれを認識すると、にわかに心が不安定になる人もいます。

「ああ、つまらないミスをしてしまった」

「私はなんてバカなんだろう。失敗するのも当然だ」

そんなふうに自分を責め、息苦しい時間となることも多々あります。

しかし、原因を探り出すというのは、自分を責めることとは違います。「何をどうすれば、それを解消することができるか」を考えることです。

「私のせいでこんなことになってしまった」と嘆くのと、「こうなってしまった事態を、私が切り抜けるにはどうしたらいいだろう」と頭を働かせるのでは、その困難へのかかわり方に雲泥の差があります。一見どちらも自分の問題ととらえているように見えますが、トラブルを前に、「私はダメだ」とうずくまっている人と、「どうやって乗り越えようか」と見上げて思案する人とでは、本当に責任を持って事にあたろうとしているのはどちらか、一目瞭然でしょう。

たとえば、あなたが50人ほどのバーベキューパーティーの幹事になったとしましょう。そして開催日の当日の朝、手配したはずの材料が注文先のネットスーパーのミスで届かなかった、という事態が起こったとします。

さあ、ピンチです！

頼れる人がいない、ほかに調達のアテもない、だいたいスーパーのミスじゃないか、向こうに責任をとらせるべきだ、でもその方法すら今は思いつかない、予定時間は刻々と迫っている……。

たくさんの問題がいっぺんに襲いかかってきて、頭が真っ白になってしまうかもしれない。どうしたらいいかわからず、パニック状態になるかもしれない。「なぜこんなことになったの」「どうしてこんな行き違いが起こったの」と、怒りや焦りでいっぱいになるかもしれません。また、「私のせいでみんなが楽しみにしていた計画がパーだ」と自分を責めてしまうかもしれません。

しかしそれでは、今の事態は何も好転しません。それどころか時間を無駄にしてしまったり、「計画がパーだ」と結果を決めつけたことで、解決の可能性さえ否定されてしまうのです。

パニックを静めてトラブルを見つめる3つの問いかけ

発端を探り出す目的は、「どうすればこの事態を解決できるか」の答えを見つけ出すことです。それさえわかれば、事態を大きく変えられるチャンスを得たといっても過言ではありません。

その手がかりをつかむには次の３つの問いかけをしてみるといいでしょう。

「トラブルの発端は何か？」
「その発端のうち、自分が原因だった部分はどれ？」
「その原因を解決するには、どうすればいい？」

たとえバーベキューの当日に材料が届かなくても、まだ「中止するしかない」と決まったわけではありません。ピンチを乗り越えれば、予定通りとはいかなくても、それに近い形でパーティーを楽しむ余地は十分にあります。

そのために、この３つの問いかけをしてみるのです。

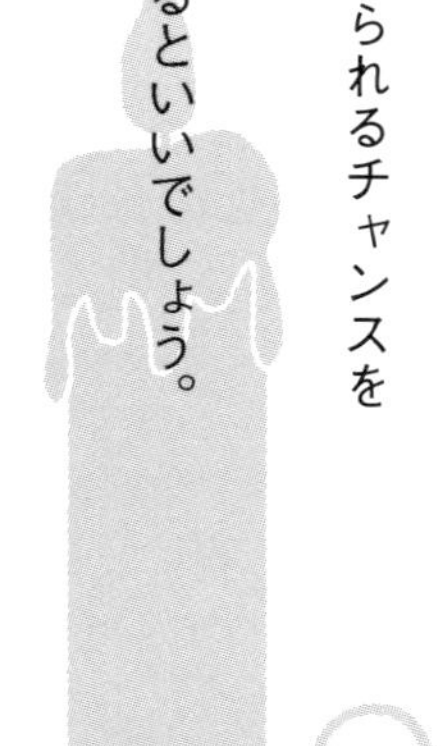

原因をシンプルに濾過する

では、この例を使って問いかけをしてみましょう。

「トラブルの発端は何か？」

予約したネットスーパーから材料が届かない。どうやらスーパーの窓口と配送係の間に行き違いがあったようだ。電話で頼んでみたけれど、今からすぐに送ることはできないと言われた。でも、ほかに50人分の肉や野菜を用意する手だてが自分にはない。

これらが現在のピンチを招いている発端として挙げられるとしましょう。

「その発端のうち、自分のせいだった部分はどれ？」

前日までに予約確認をしなかったのは、ツメが甘かったかもしれません。また万が一に備え別の手だてを考えていないのも、ピンチに陥っている原因の一つかもしれません。

でもスーパーのスタッフの行き違いは、あなたの責任ではありません。たとえ予定時間に材料が揃っていなくても、それを「私のせいで材料が届かない」とすべてを自分のせいにして、頭を抱えて身動きがとれなくなる必要はないようです。

「その原因を解決するには、どうすればいい？」

では、ピンチの原因を解決するには、どんな方法があるでしょうか。

今までの問いかけで出てきたトラブル周辺にある問題点や、怒り、焦り、自責などの感情はまず切り離し、純粋なトラブル要因のみを見つめ、その解決を探ります。

この場合、ピンチの主原因は「50人分の材料を予定時間までに揃える手段がない」ということです。

そう、じつはピンチの原因は、意外にもシンプルなもの。それが、焦りや不安、失望感などの感情や、現状の解決にはさしあたって必要のない情報といっしょくたになって混沌とし、複雑に見えることが少なくありません。

原因をシンプルに濾過できると、方法を見極めるのも楽になってきます。

今のあなたの打開策は、材料を今すぐ手に入れる手段を探し出すことだとはっきりしてきましたね。

パニックを静める3つの問いかけ

「トラブルの発端は何か？」

「その発端のうち、自分が原因だった部分はどれ？」

「その原因を解決するには、どうすればいい？」

このように、３つの問いかけをしていくことで、ピンチの発端となっている事態をしっかりととらえることができるようになります。

③ Analyze（分析する）
原因を分析して情報を集めればチャンスが開けていく

ピンチを招いているのは何か。その存在がはっきりとわかったなら、その状況を分析します。なぜそれがピンチを呼び起こしているのか、情報を集めたり、その中身を分類したりしていきます。それが「Analyze」の段階です。

この場合、スーパー以外のサブルートをあなたが持たないことが原因を作り出しています。ですからそれを探せば、予定通りパーティーを行える可能性はぐっと高まります。

別のルートで材料を揃える手だてがないか、考えてみましょう。

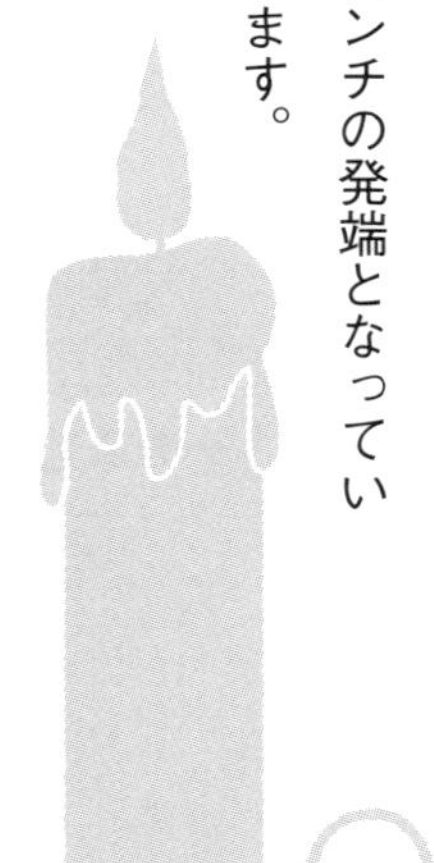

①集合場所までの道のりに、大量購入できそうな大型スーパーはないか。
②何人かで手分けして、数カ所の食料品店をあたることはできないか。
③予定しているメニューを変更すれば、材料を揃えることができないか。
④参加者に自宅にある材料を持ち寄ってもらうことは可能だろうか。

このように、原因を分析し、材料を用意できる可能性を、できるだけ多く列挙していきます。

「Analyze」は、なかなか大変な作業でもあります。AQの低い人はしばしば目の前の問題に打ちのめされてしまい、原因を探り出せてもそれを分析する気力や精神的な冷静さを取り戻せないことがあります。

ですが、これを諦めることは、一番最悪な結果を自ら選び取っているのと同じだということを忘れないでください。

もしもこのステップでつまずきそうになったら、あなたがその問題をコントロールするための手段が「何もない」ことはありえないのだ、ということをしっかりと思い出しましょう。

4 Do（行動する）

準備ができれば解決のための行動は必ず起こせる

ここまで確実にステップを踏んできた人なら、もう自ずと今の自分が何をすればいいかが明らかになっているはずです。

それを行動に移すのが最後のステップ「Do」です。

あなたはさっそくパーティー開催地であるキャンプ場付近のマップをパソコン上に呼び出し、周辺のスーパーや食料品店に片っ端から電話をして材料の確保を急ぐことができます。

もしくはＳＮＳを使ってパーティー主催者の仲間に「材料が届かない！　これから揃えるから協力してくれる？」とヘルプを求めることもできるでしょう。仲間からはほどなく「近くの業務用スーパーで肉のまとめ買いしてくる」「キャンプ場近くの農産物直売所で、野菜が箱買いできる」などの情報が返ってくるかもしれません。また、「焼き肉食べ放題の会」だったのを「お好み焼

LEAD法で考えると、高AQの対応が自然にできる

Listen（ピンチの足音に耳をすます）

バーベキューパーティーの材料が届かない？
ピンチだ！　解決に乗り出そう！

▼

Explore（原因を探る）

注文した店に手違いがあった。
前日に予約確認しなかった。
ほかに購入できる手段を知らない。

▼

Analyze（分析する）

集合場所の近くに大型スーパーはないか？
手分けして数カ所の店で集められないか？
メニューを変更すればできるかも。
参加者が持ち寄るという手もある。

▼

Do（行動する）

会場付近の店に電話する。
仲間にヘルプを送る。
「焼き肉食べ放題」を「焼きそば食べ放題」に変更する。
参加者にヘルプを送る。

「予定通りパーティーができそう！」

き大会」や「焼きそばパーティー」に変えれば、楽しいひとときを実現できる条件が整うかもしれません。さらには参加者にSOSを発信すれば、もっといい知恵をもらえる可能性もあります。

いかがでしょう。「バーベキューの材料が届かない」という現実に直面した直後に比べ、この逆境を乗り越えるハードルはだいぶ低く感じるようになったのではありませんか？

「これならできるかも」

「大丈夫。予定通りやれそうだ」

そんな気持ちになって、前に進めるのではないでしょうか。

LEAD法を使って進んだことで、あなたは目の前の困難を、自ら乗り越えられると考える高いAQを身につけた人となったのです。

ＬＥＡＤ法を踏まないとリスクが大きい

ＬＥＡＤ法によるステップを踏んで行動することは、安全・確実に成功を収めるために、とても意味があります。もしも問題が起こったとたんに何か行動してしまうと、感情に振り回されたリスキーなものになりかねないからです。

たとえば、バーベキューの材料が手違いで届かないことがわかったとき、このステップを踏まずにいきなり行動に移したなら、どんな状況に陥るでしょうか。あなたはパニックを起こしたままスーパーの責任者に電話をかけるか事務所まで押しかけて行き、

「きょうのパーティーをどうしてくれるの？　責任とって！」

とわめいていたかもしれません。

あるいは仲間や友人に電話をし、

「私のせいなの。ごめんなさい」

と泣き濡れるか、

「私のせいじゃないの。ひどい目に遭わされたのよ」

と悲嘆に暮れてみせるか、いずれにしても生産性のない、解決に結びつかないことをしでかす恐れもあったかもしれません。

ＬＥＡＤ法のステップは、そうしたリスクを排除し、解決策を進める道すじを立てるのにとても役立ちます。より現実的、建設的な改善をはかるための「思考ツール」として、あなたがＡＱの高い対応をする手助けをしてくれるのです。

LEAD法を踏まないと、AQが低い対応と結論に

ピンチ発生！　バーベキューパーティーの材料が時間までに届かない。

↓

パニック　どうしよう！

自責　私のせいだ……。

怒り　あのスーパーのミスのせいで！

↓

ネガティブ予測　もうダメだ。
これではパーティーはできない。

↓

結 論

「何をしたって無駄だよ」
「失敗したんだから、もう取り戻せない」
「諦めるしかない」

「いい結果だけを予測する脳」に変化する

ところで、ＬＥＡＤ法を使う上で一つ注意した方がいいことがあります。この方法を行う前に、すでに気持ちが挫折してしまわないようにするということです。

ＡＱが低い人はとかく物事を悪い方、悪い方へと想像してしまうクセがあります。

「やったことがないから失敗して、すべてがダメになる」
「イメージ通りにうまく事が運ぶわけがない」
などとネガティブな予測をついしてしまうのです。

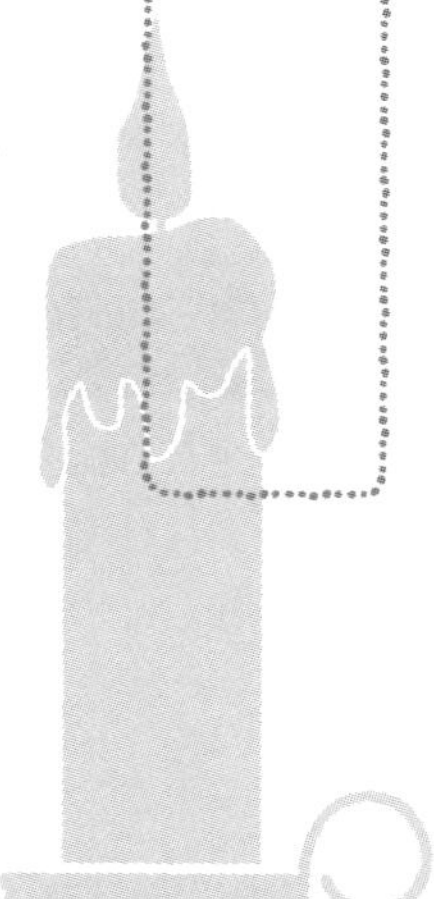

すると、「Explore」の段階で思考がストップし、その先の展開が望めなくなります。もしくはせっかく「Analyze」のステップで有益な情報を収集できても、「どうせ失敗するに決まってる」と結論づけて、退避するしかなくなってしまうでしょう。

ですから、できるだけネガティブな予測は遠ざけ、このステップを最後まで達成することを目指します。

心配しなくても大丈夫。ＬＥＡＤ法で考えるクセが身についてＡＱが高くなっていくと、知らず知らずのうちに「よい方よい方」へと結果を予測するようになっていきます。

「このやり方ならきっとうまくいくからやってみよう」

「ダメなら別のやり方を探そう。必ず成功するはず」

「とにかく、やっとみなくちゃ始まらない！」

と自然に前向きな発想ができるように、どんどん脳が変化していくのです。

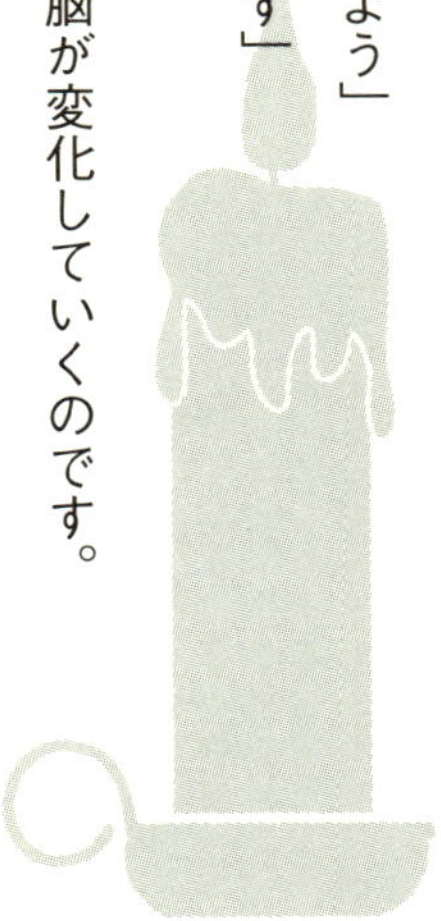

すべきことの一歩がなかなか踏み出せないとき

あなたがこれまで低ＡＱだったなら、きっと何度となく「わかっていてもできない自分」に苦しめられてきたことでしょう。これと完全にお別れできる「6つの問いかけ」を紹介しましょう。

私たちは時に、前に進む勇気や気力を持てず、「わかっていてもできない」場面に出くわします。

「仕事の締切が迫っている。すぐにでも始めなければいけないのにやる気になれない」

「忙しくて子どもとロクに会話してない。いけないとは思っても、つい後回しにしてしまうの」

「恋人とケンカしたまま1週間。これ以上こじれたらやばいと思うけど、メールとかしにくいなあ」

そんなふうに、このままではどんどん悪い方向にいってしまうとわかっているのに、なかなか行動に移せないという経験は多くの人にあるのではないでしょうか。そんな心理状態のときは、ＬＥＡＤ法を使って行動指標を設定しても、すぐに行動が伴わないことがあります。

頭では理解しているけれど、心の準備が整わない、きっかけや手がかりがつかめない。そんなときは、次のような自分への問いかけが効力を発揮するとストルツ博士は説いています。

①これ以上、どんな情報があれば、動く気になる？　またそれはどうすれば手に入る？
②この状況を少しでもいいから変えるには、どんなことができる？
③この状況が今より悪くならないためには、どんなことができる？
④この状況を少しでも短期間にするために、どんなことができる？

⑤1～4のうち、どれからなら手をつけられる？
⑥行動開始は何日の何時からにする？

たとえば大切な仕事の締切を前にどうしても集中できないとき、話し合わなくてはいけないことから逃げ出したい気分になるとき、心の中でこの6つの問いかけをしてみましょう。

周囲の評価が高まりさらにやる気が出る

ＬＥＡＤ法の素晴らしいところは、現在抱えているピンチやトラブルを早期に解決できるだけではありません。解決した本人が「乗り越えられた」「や

明日の午前中が締切の仕事。

早くやらなきゃいけないのにやる気が出ない…(T_T)

1

これ以上、どんな情報があれば動き出せるだろう？

作成文書の総ページ数と残された時間は確認した方がいいかな…。ちょっと数えてみよう。

2

この状況を少しでも変えるにはどうすればいい？

全部で40ページはある。１ページを仕上げるのに10分もかけられないよ！ もう、ボヤボヤしてる時間はない。効率よく作業を進めないと。

3

この状況が今より悪くならないためには、何ができる？

作業時間を少しでも確保しよう。

それから誰か応援要員がいた方がいいな。

4

今の状況を少しでも短期間で乗り越えるにはどうする？

同僚で手の空きそうな人はいないかな。Ａさんなら残業を引き受けてくれるかも。Ｂさんの文書作成は速くて正確だな。

5

1〜4のうち、どれからなら手をつけられる？

まずはＡさんとＢさんにお願いしてみよう。

だけどその後、自分もしっかりしなくちゃ！

6

行動開始は何日の何時からにする？

今すぐにＡさんをつかまえなきゃ。

Ｂさんは休憩中だから帰ってきたら話そう。

り遂げることができた」という実感を持てるのも大きなメリットです。

「いつの間にか大変なことが通り過ぎていた…」ではなく、「自分で考え、主体的に行動して改善した」という満足感を味わえるのです。

こうした実感は、とても大切なものです。それが、34ページで紹介した内発的動機づけとなり、人の精神的成長を促す養分になるからです。

内発的動機づけによってＡＱが高まった人は、自己効力感もアップしています。すると、自ら進んで逆境を受け入れられる人へと成長していくことができるのです。

内発的動機づけによって成果が得られると、人は「自分はやれたんだ」と達成感を持てます。これは、ピンチの現実的な解決以外にもたらされる大きな心理的報酬です。するとさらにその成功報酬を得ようとして「またやってみよう」という気持ちになります。

こうして成功と達成感の高まりをくり返していくうちに、その人は「自分ならピンチの場面を乗り越えられる」という自信を持ちます。強靭な精神力

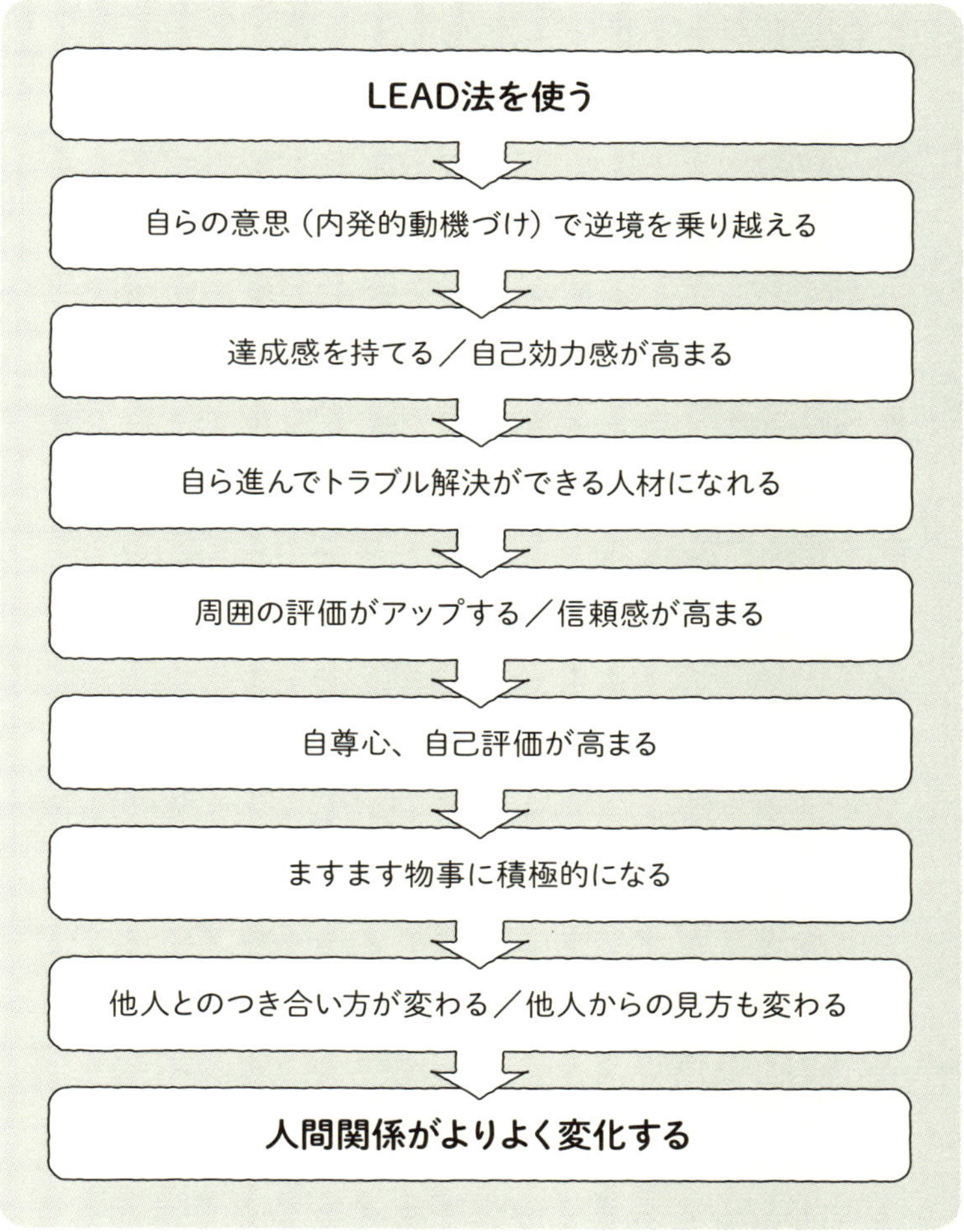
LEAD法を使う
自らの意思（内発的動機づけ）で逆境を乗り越える
達成感を持てる／自己効力感が高まる
自ら進んでトラブル解決ができる人材になれる
周囲の評価がアップする／信頼感が高まる
自尊心、自己評価が高まる
ますます物事に積極的になる
他人とのつき合い方が変わる／他人からの見方も変わる
人間関係がよりよく変化する

を培っていくと、不測の事態が起こったときに、自ら解決に取り組もうという気持ちになるのです。

するとたとえば職場などの所属組織内で何かトラブルが起こった際に、率先して解決に名乗りを上げるようになります。たとえその場で解決策を持っていなくても、「できるかもしれないな」と前向きに考えます。そして、

「いい方法があるはずだから、考えてみます」

と進んで手を挙げたり、

「きっと大丈夫。みんなで解決しよう」

と、いい方向に舵を切れる人材になれます。そうなれば周囲からは「頼れる人」「ポジティブな人」「有能な人材」と評されるタイプの人になっていくでしょう。これは、自尊心や自己評価を高めるきっかけになります。

もし今、低ＡＱであるがために自信をなくし、人とのかかわりがうまくいかなかったり、周囲に誤解を与えがちなキャラクターに甘んじている人がいたなら、それを一変させるチャンスなのです。

LEAD法によってあなたは、たくさんの実りを手に入れられるでしょう。

混乱を呼び込む「親切なアドバイス」に注意

あなたが「危機に瀕している」とわかると、周囲にはざわざわとした空気が生まれることもあります。

「私ならいいアドバイスをしてあげられる」

とか、

「俺の言うことをきけば間違いない」

と自信を持って言葉をかけてくる人がしばしば登場するかもしれません。

中には、

「いいやり方を教えてくれるセミナーがあるから紹介するよ」

などという人もいるかもしれません。

しかし、こうした「親切なアドバイス」は、〝よかいなおせっかい〟で終わることが多くあります。微妙に当事者の実情と噛み合っていなかったり、当事者に無理難題を突きつけてしまうことになる場合も少なくありません。

たとえば仕事と実家の両親の介護の板挟みになっている人が、いきなり、「今の時間の使い方ではあなたの生活が破綻する。引っ越して転職すべきだ」と正論を説かれても、「そんなことはわかってる。でもそう簡単にできるわけない」と無力さを思い知らされるだけになります。

そのアドバイスを受けたことで、その人はますますＡＱが低くなってしまうわけです。こうしたアドバイスはさらなる混乱の火種になりかねません。

たとえ同じ結論だとしても、自分自身で導き出したものならば、その人は行動に移しやすくなります。ＬＥＡＤ法で考えていくことで、考え方じたいを変化させていけるからです。

「実家の母の介護と職場の往復で、心身が限界かも」

アドバイス

「それじゃ体を壊すわよ。
田舎に帰って転職すべきね」

「そんなこと簡単にできないわよ！」

Listen

「自分の時間がぜんぜんとれない。
ひどく疲れてて、家の中もグチャグチャ」

Explore

「移動に時間を取られすぎている」

「有休がもうないから、土日に帰省するしかない」

「残業が多いのは疲れてケアレスミスが増えたせいかも」

Analyze

「無駄な移動時間をなくしたい」

「介護休暇制度がしっかりしている職場なら安心かも」

「疲れを解消すれば、以前のように効率よく作業できるはず」

Do

「出勤時間を短縮できる職場、
休暇制度が整った職場はないかな」

「資格を生かした仕事なら、他でも続けられると思う」

「実家の周辺で職探しをしてみようか」

「来週帰省して、ハローワークに行ってみよう」

「悪い予感」や「パニック」に振り回されたら

さて、皆さんは、LEAD法を使ってAQを高める心の準備が少しずつ始まってきましたか？

どんな人でも、たとえそれがどんなにネガティブだとわかっていても、これまでの慣れた思考パターンを捨てて新しい考え方を取り入れるのは怖いと思うものです。まして今、AQを高めようとし始めた人なら、その途中で「やっぱり自分には無理」「悪い予感がして前に進めない」という気持ちに支配されてしまうこともあるでしょう。

最後に、そんなふうに、思考が「いつもの悪いパターン」に入り込みそうになったときに使える「ストップ法」を紹介しましょう。

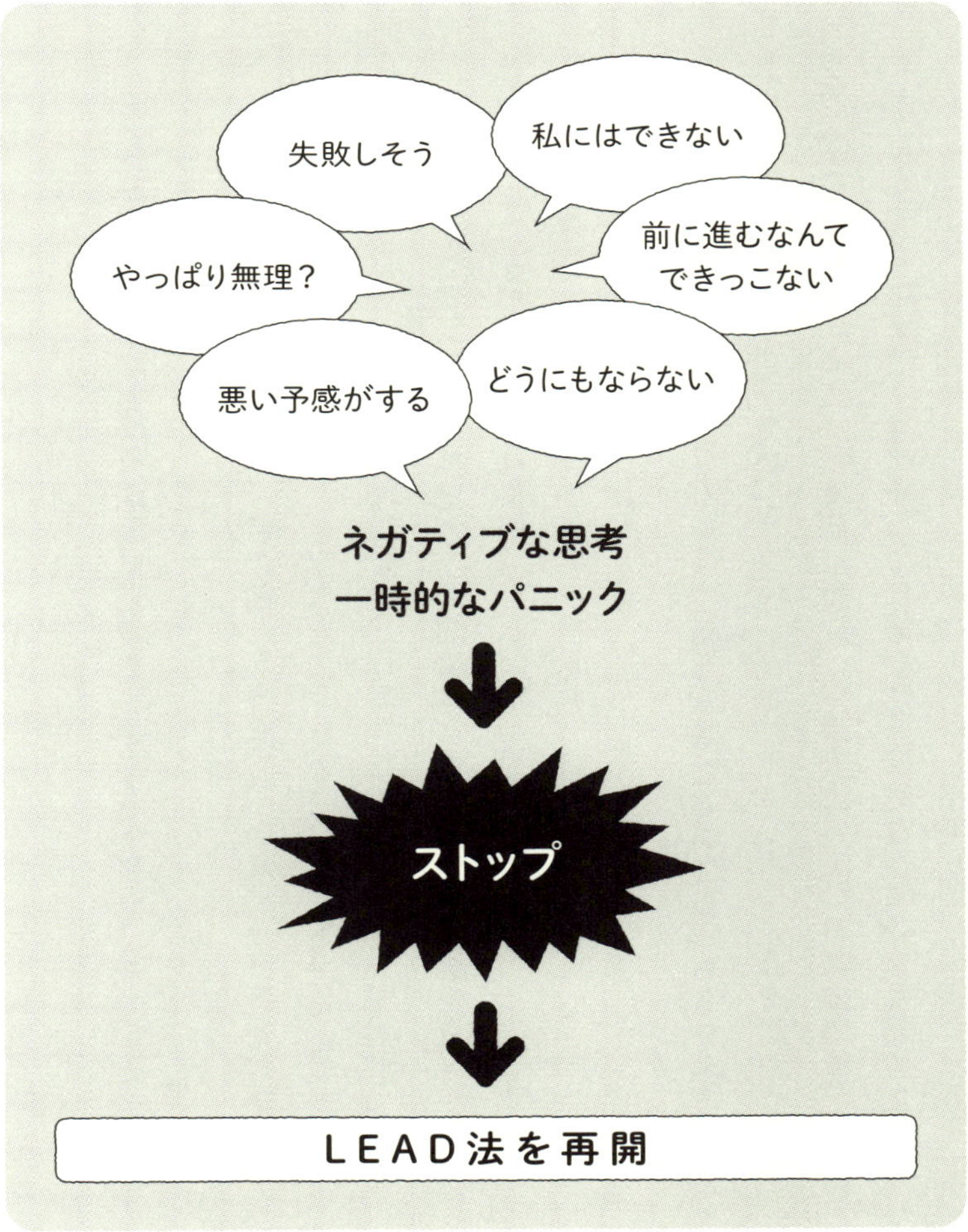
失敗しそう
私にはできない
やっぱり無理？
前に進むなんてできっこない
悪い予感がする
どうにもならない
ネガティブな思考
一時的なパニック
ストップ
LEAD法を再開

これは単純ですが、非常に効果的な方法です。

「ああ、失敗しそう」という場面に立ったとき、大きな声で、

「ストップ！」

と言い、パンと手を叩きます。目の前にある机を叩いたり、パチンと指をはじくのもいいかもしれません。どんな方法でもいいので音を出しながら、大きな声で叫びます。叫べない場所なら、心の中で大声を出しましょう。

すると、ふっと気分が転換でき、泥沼にとらわれたその場所から、一歩足を引き抜くことが可能になります。「大丈夫。悪い予感は当たらないよ」と、自分自身を安心させてあげることができます。


ストルツ博士が勧めるやり方には、「輪ゴム法」というものもあります。これは、プロスポーツ選手やビジネスマンなど、アメリカでAQを高めるプログラムを実践している人々が実際に行い、効果を上げている方法です。手首に輪ゴムをまいておき、ネガティブな思考や一時的なパニックに陥ったとき

にそれを「パチン」とはじいて、気持ちをパッと切り替えるのです。

「ああ、ダメだ。私にはできない」

「大変なことになった、もうどうにもならない」

そんな気持ちに追いつめられたときに、パチン！　とはじいてみましょう。ハッと我に返り、冷静さを取り戻せるでしょう。

「ストップ！」の合図はこれ以外にもさまざまなものが考えられます。

「悪いパターン」に陥るのを防ぐために「自分流のストップ法」を考案しておくことをお勧めします。それを突然の逆境にも対応できるように、日頃から習慣化しておくのです。

そして中断させたＬＥＡＤ法のステップを、また再開していきましょう。

おわりに

私たちは誰もが「幸福な人生を送りたい」と思っています。では〝幸福〟とはいったい何でしょうか。

やりたい仕事、経済的安定、趣味の充実、理想の恋愛や結婚など、人によってその定義はさまざまですが、すべてにわたり共通しているのは、「それを自ら手に入れられる行動力があるか」がカギを握っているということです。

そしてAQは、この行動力の源ともいえる能力なのです。

何か問題を抱えていたり、人生が難航している人は、

「元気出してポジティブに考えよう」

「勇気があれば大丈夫」

などと励まされることが多くあります。

しかしこうした言葉では漠然としすぎており、解決方法を見つける糸口にはなりません。「ポジティブに考える」とは具体的にどんなことか、勇気を出すのと無謀な行為はどう違うのか。それを見つける方法こそが、問題解決の糸口なのではないかと私は思います。

「問題と向き合う」「勇気を出す」「ポジティブに考える」。

こうしたイメージをノウハウ化する適切な手段が、ＡＱを高める思考の習得です。

ＡＱを高めることで、どんな人でも必ず思い通りの幸せの形を実現できると私は思います。

本書が、あなたの中にも必ずあるＡＱの種や芽を、幹の太い大木に育てる一助になれれば幸甚です。

渋谷昌三（しぶや・しょうぞう）

１９４６年神奈川県生まれ。学習院大学卒業後、東京都立大学大学院博士課程終了。心理学専攻。文学博士。山梨医科大学教授を経て、目白大学教授。非言語コミュニケーションを基礎とした研究領域である「空間行動学」を開拓。『「身近な人」との人間関係がラクになる心理学』（大和書房）、『ほんとうの自分が見えてくる心理学入門』（かんき出版）など人間関係やビジネスに生かす心理学に関する著書多数。

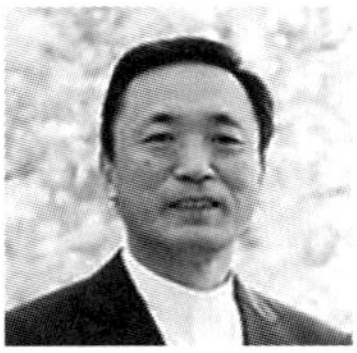

参考書籍

『すべてが最悪の状況に思えるときの心理学』
（ポール・G・ストルツ著／渋谷昌三監訳・きこ書房刊）

『メンタルで負けない自分になる本』
（渋谷昌三著・だいわ文庫）

この本は、WEBマガジン『かもめの本棚』に連載した
「ピンチをチャンスに変える心のカギ『ＡＱ』とは？」
を加筆してまとめたものです。

AQ—人生を操る逆境指数

2015年9月2日　第1刷発行

著者　渋谷昌三

発行者　原田邦彦

発行所　東海教育研究所
〒160-0023　東京都新宿区西新宿7-4-3　升本ビル
電話 03-3227-3700　ファクス 03-3227-3701
eigyo@tokaiedu.co.jp

発売所　東海大学出版部
〒257-0003
神奈川県秦野市南矢名3-10-35　東海大学同窓会館内
電話 0463-79-3921

印刷・製本　新日本印刷株式会社

装丁　稲葉奏子

本文デザイン　児玉菜穂子（micro*cubic）

編集協力　小林麻子（株式会社トリア）

ISBN 978-4-486-03791-0　C0011